受診前に読みたい

美容医療 ほんとのホント

—専門医のありていトーク

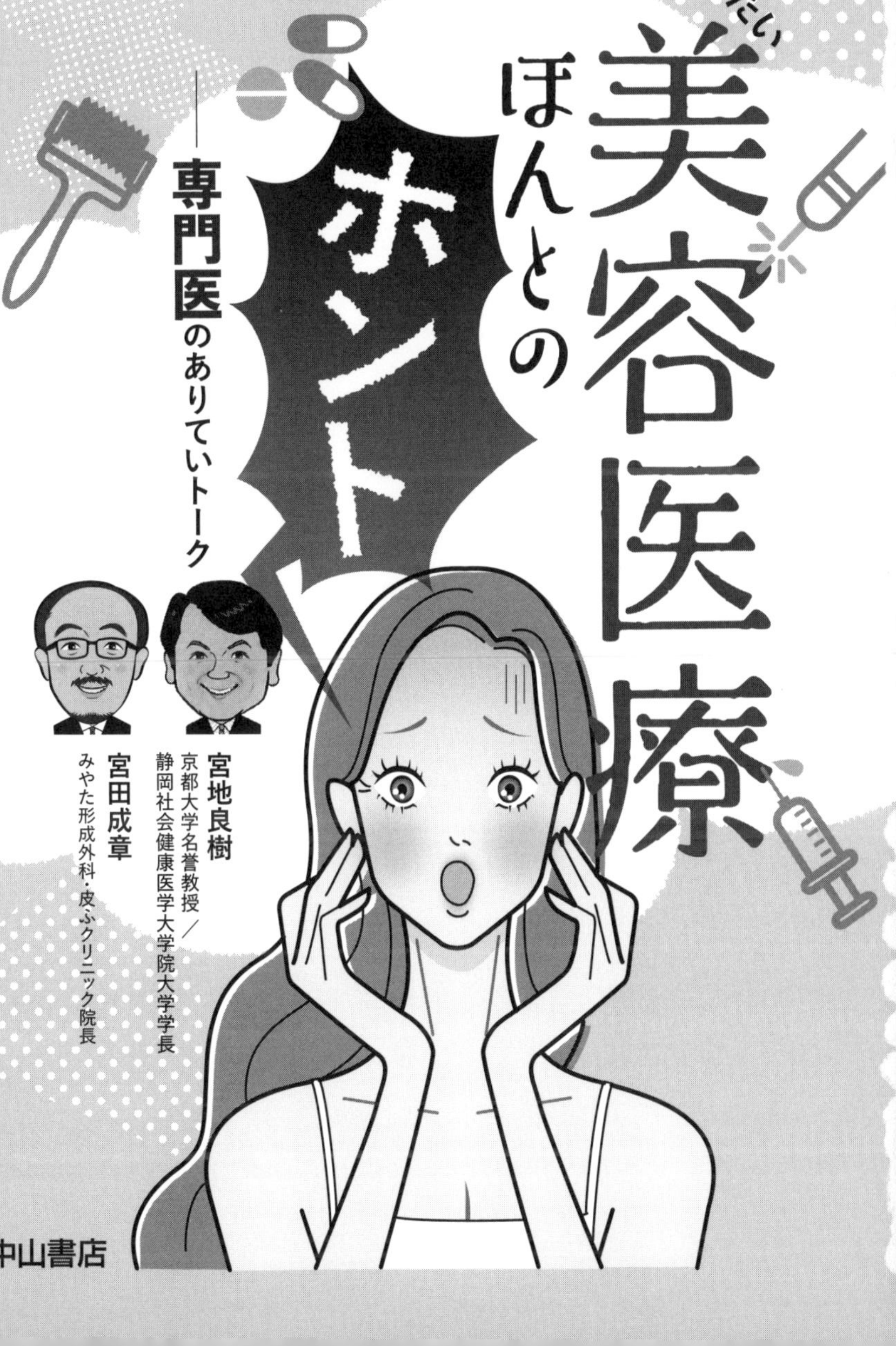

宮地良樹
京都大学名誉教授／静岡社会健康医学大学院大学学長

宮田成章
みやた形成外科・皮ふクリニック院長

中山書店

まえがき

このたび、私が敬服するベテラン美容医療医である宮田成章先生と「受診前に読まないと後悔する美容医療の現実」について、3時間ほどディスカッションした内容を軽妙な語り口でまとめ、対談集として刊行する運びになりました。実は、宮田先生とはいま美容医療医向けの《最新美容皮膚科学大系》（全5巻、中山書店刊）を3年掛けて編纂中です。その編集会議の過程で、「どうすればサイエンスに基づくまっとうな美容医療を、定着させることができるのか」「どうすれば宣伝やSNSに依存せずに、トレーニングを受けたまっとうな美容医療医に、患者さんがリーチできるか」ということが話題になりました。その趣旨の啓発書の出版も、専門書の刊行と同じくらいに大切な私たちのミッションではないか、ということで、急遽この患者さん向けの美容医療指南書の企画がまとまりました。

本書を貫いている美容医療に対する姿勢は「美容医療医は十分なトレーニングを積ま

なければならない」「患者さんはきっちりトレーニングを積んだ美容医療医を選択すべきである」「この二つが美容医療の混乱を収束し、良貨が悪貨を駆逐するゴールにつながる」という思想です。私はずっとアカデミズムの牙城である大学皮膚科に籍を置いて来たので美容医療の経験はありませんが、この無政府状態の美容医療をなんとかまっとうな方向に軌道修正したいという希望から、「日本美容皮膚科学会」の設立に腐心し、「美容皮膚科・レーザー指導専門医制度」の確立に尽力してきました。

本書は一般皮膚科医である私が、美容医療医である宮田先生に、患者さんの立場から美容医療をめぐる素朴な疑問や課題を投げかけ、それに対して宮田先生が率直に、しかも丁寧にお答えくださるというスキームで構成されています。第1部ではいま美容医療になにが可能でなにが不可能なのか、美容医療の治療をめぐる現状について語り合いました。第2部では「間違いだらけの美容医療医選び」を念頭に、患者さんがどのようなことに留意して美容医療医を選べば、後悔せずに最適な専門医にたどり着けるか、という視点で論議を重ねました。

誰にでもわかりやすい語りと軽い文体でまとめましたので、すっと頭に入ると思います。難しい医学用語には、すべて編集部で簡潔な脚注をご用意いただきましたので、とても参考になると思います。

美容医療医を受診する前にほんの1～2時間、ごろりと横になって本書に目を通すだけで、きっとあなたは施術の結果に満足できる美容医療医に出会うことができると思います。それが私たちの願いです。

京都大学名誉教授
静岡社会健康医学大学院大学学長
宮地良樹

目次

◆第2部　美容医療　受診のヒント

第1部

美容医療　治療のホント

しみ

――医師にとってはレーザー後の色素沈着が最大の敵

宮地　しみをテーマにしゃべり始めたら、切りがないんですけど、まずは宮田先生が、しみで一番苦労していることから、うかがいましょうか。しみは「診断」が一番大変なんじゃないかとぼくは思うんですけど、どうでしょう?

宮田　一番の苦労は、術後の**PIH**《ピーアイエイチ》との闘いですね。しみの診断も苦労はしていますが、PIHをつくらないことのほうが、神経を使います。

宮地　確かにしみは8種類くらいしかないので（**左ページ表参照**）、「こういう病気がある」とわかっていれば、それほど苦労せずに診断はできるのかもしれませんね。昨今は機器診断

PIH　炎症後色素沈着（post-inflammatory hyperpigmentation）。皮膚の炎症が収まった後に生じるしみ。炎症の原因はさまざまだが、ここではレーザー治療によって起こった、炎症のことを言っている。通常そのまま何もせずに、放置しておくだけで消える。

しみの種類（主な8種類）と特徴

老人性色素斑	加齢により出現する。境界が明らかで茶色く扁平で、除去にはレーザーが有効。
雀卵斑（そばかす）	子供の頃から存在し、思春期に濃くなり、成人以降も紫外線の影響で数が増えていく。レーザー治療で改善する。 思春期には全くなく、成人後初めて出たものは雀卵斑ではなく小さなしみ。
脂漏性角化症	表面にざらつきのある盛り上がったしみ。真っ黒なこともあり、多発することが多い。複数のレーザーを組み合わせて取り除く。
肝斑	中年女性に好発する。摩擦や紫外線、女性ホルモンによって悪化する。飲み薬や塗り薬で治療するが、完治は難しいため「治療により出現を抑える」と考える。
ADM（後天性真皮メラノサイトーシス）	成人した頃に両頬に点状に発生するあざ。やや青い色をしていて多発する。肝斑と重なることもあるので診断には注意を要するが、レーザーで完治できる。
ほくろ（色素性母斑）	薄いものはしみとの区別が難しいが、しみとほくろは別物。しみがほくろに変わるということはない。
炎症後色素沈着（PIH）	ケガやニキビの後のしみ。本文にあるようにレーザー治療を受けた後できることもある。一時的なことがほとんどである。
くすみ	しみではなく、角質の傷みや乱れなどで肌の透明感が落ちている状態。ピーリングが有効なこともある。

が可能ですし。
　ＰＩＨとの闘いというのは、ぼくもしみを**レーザー**で取ってもらった**実体験**がありますから、よくわかります。施術後に「これがＰＩＨか〜」って実感しました。けど、ぼくも素人だから、最初はすぐに治ると思ってたんです。そしたらとんでもなかった。

宮田　患者さんは、皆さんすぐ治るだろうって思うみたいですね。

宮地　施術した先生は、術後にあんなにしみが出るって言わなかったんです。どうやら1回で治そうとして強いレーザーを当てたみたいで。なかなか治らなかったから、ぼくは先生に毎月写真を送りつけたんですけど、先生は全然動じなくて、「まあ、完治まで半年だね」だって。先に言ってほしいよね。「しみは絶対に治る」って断言するから、ぼくは信用しまし

レーザー　簡単に言うと強い光のこと。決まった波長の光だけを出す。レーザーは特定の色や水分に吸収される性質があり、吸収された箇所は温度が上がる。美容医療では組織が破壊されるくらいまで温度を上げる。美容医療のレーザーに幾つも種類があるのは、例えばしみの破壊が目的の場合、血管の赤血球も同時に破壊しないよう、しみの元にだけ吸収されるように工夫されたレーザーを使うなど、用途に応じて使い分ける必要があるため。

実体験　宮地先生は数年前に、顔のしみをレーザーで取る施術を受け、その後ＰＩＨを実体験した。

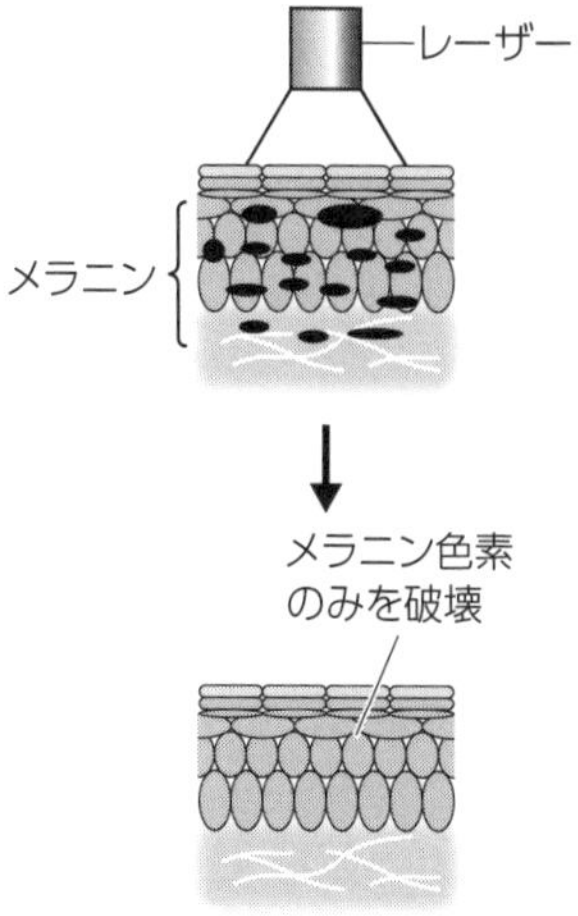

しみのレーザー治療の原理

たけど、あれ一般の患者さんだったら心配するんじゃないでしょうか。最終的にはきれいに治りましたが、やっぱり患者さんも気にしますから、ＰＩＨをどうするかは一番の問題なんでしょうね。

宮田　「いかにＰＩＨをつくらないか」だと思います。ぼくら医師は、ＰＩＨをつくらずにしみをきっちり消す闘いなんです。しみというのは、異常なケラチノサイトがたくさんある状態なので、破壊すればいいんです。だから極論を言うと、

瘢痕化（次ページ）　瘢痕は傷跡のこと。つまり瘢痕化は「傷跡が残る」の意。

瘢痕化《はんこんか》しないように**CO_2レーザー**で削るのが一番いい。１００パーセント取れます。ただ削りすぎると瘢痕化しちゃうので、普通は瘢痕化しないように、**Qスイッチレーザー**で取っているんです。宮地先生のときのように、出力目いっぱいで打つとＰＩＨ必発《ひっぱつ》なんですけど、その代わり絶対取れます。完全に取り除くには正しいやり方です。でも患者さんは3週間くらいすると真っ黒になっちゃって、「これどうすんの先生！」って、喧嘩腰でクリニックに怒鳴り込んで来る可能性大です。それで**ピコレーザー**が出てきました。

　ピコレーザーは確かに術後のＰＩＨは少ないんですが、熱がほとんど出ないので、エネルギーが限局されちゃって、基底層まで光がきちんと通りません。つまり取り切れないっていうリスクがあります。①取り切れないけどＰＩＨがない。②ちゃんと取り切るけどＰＩＨがある。①と②のせめぎ合い

CO_2レーザー　別名炭酸ガスレーザー。二酸化炭素（CO_2）を入れた管の中に光を通してレーザー光をつくる。CO_2レーザーは水分を含むものに吸収される性質がある。ほくろやいぼに当てると、内部の水分がエネルギーを吸収して高温になり、組織を焼いて取り除くことができる。

Qスイッチレーザー　「Qスイッチ」とは短い時間で強い光を出すレーザーの技術。ナノ秒（1ナノ秒＝10億分の1秒）レベルの短い時間で光を出す（その点滅を繰り返す）。血液中の赤血球（ヘモグロビン）には反応せず、メラニンにだけ反応する特徴がある。

ピコレーザー　Qスイッチレーザーが数ナノ秒の長さで光を

ですね。

　弱い光による治療を何回もやるっていうのが**IPL**《アイピーエル》です。IPLは表面だけ熱で破壊して、少しずつ取っていくっていう方法です。きっちりと顔全部に入れて、上から下まで打つことで、赤ら顔も改善されるし、しみもなくなる、くすみもなくなる、肌のハリも出る。いいことずくめなんですが、オールラウンダーなぶん、しみに関してはレーザーより「取れ」が悪くなります。

宮地　何回もやるIPLのほうが、クリニックとしては儲かるんじゃないですか？　しかも安全ですよね。

宮田　実際儲かります。PIHが起こりにくいという点では、確かに安全です。ただIPLは、止《や》めるとしみがまたわーっと出てきやすいんです。基底層まで破壊できてないぶん、取り切れてない部分があって、結局再発率も高くなります。

出していたのに対して、これはピコ秒（1ピコ秒＝1兆分の1秒）レベルの極めて短い時間だけ光を出すレーザー。あまりに短い時間なので光が熱に変換されない。

IPL　光治療とも言う（intense pulsed light）。レーザーは一つの波長の光を出すため、症状に応じてレーザーの種類を使い分ける必要があるが、IPLは様々な波長の光を出せるため、一つの機器で、いろいろな症状に対応できるのが特長。光のエネルギーが弱いため、数回の照射が必要だが、PIHは起こりにくく、施術直後から洗顔やメイクも可能。

宮地　宮田先生は主にどれを選択されるんですか？

宮田　必要に応じて全部使います。

宮地　QスイッチレーザーMAXの方法は採らないんですね。

宮田　その方法も、患者さんによってはします。めったにしませんけど。基本的にぼくは、しみを1回で取っています。患者さんに説明するとき「7割の人は1回で取れます。3割の人が2回打つことになります」って話して、そのくらいの強さで打つんです。そうするとPIHがひどくなりません。

宮地　しみのレーザー治療は、その辺の兼ね合いが大事なんでしょうかね。もう一つうかがいたいのは**肝斑**《かんぱん》です。肝斑にレーザーを当てるっていうのはずっとあったでしょ。でも今レーザーはほぼやらないという認識でいいんですか？

宮田　いや、残念ながら今でも主流です。

宮地　主流ですか？　教科書的には「肝斑にレーザーは使わな

肝斑　ほほ骨や額、口の周辺などに、左右対称に出るしみの一種。目の周囲にはできない。輪郭がはっきりせず、薄い茶色で広い範囲にもやっと広がるのが特徴。紫外線や摩擦、女性ホルモンの影響で悪化する。

い」って書いてあるじゃないですか。

宮田　はい。でも教科書と現実は違います。うちのクリニックでは、肝斑の患者さんの1～2割しかレーザーはやりません。けど、ほとんどクリニック、特に新しいクリニックは、肝斑の患者さんが来たら、まずレーザートーニングですね。

宮地　レーザーでいったんはよくなるでしょうけど、その後また濃くなるんじゃないですか？

宮田　どんな治療をしても肝斑は根治できないので、ま

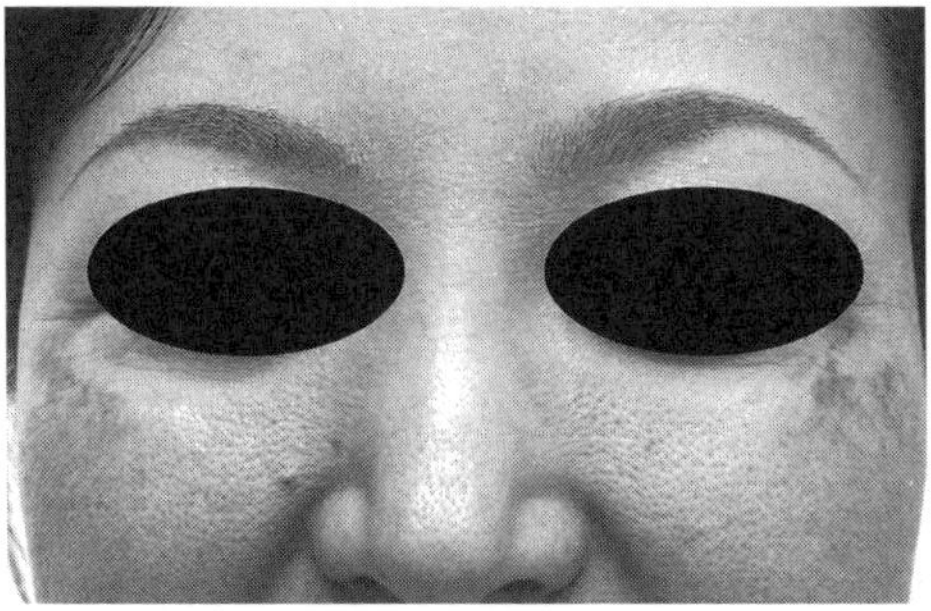

肝斑症例写真

た濃くなるのは同じだと言えます。ぼくはよく「糖尿病と一緒」って言ってます。糖尿病患者さんが血糖値をコントロールするのは、食事療法と運動療法。肝斑で言えば、出現を抑えるのは日焼けとこすることの防止です。

糖尿病患者さんが、食事療法と運動療法のおかげで血糖値は下がったとしても、糖尿病が治ったわけじゃない。肝斑も同じで、日光を避け、こすらないようにしていたら、肌の表面はよくなるけど、肝斑が消失したわけじゃない。体の中には残っているので、こすったらまたぶり返します。

肝斑の場合は、ぶり返したら飲み薬、塗り薬も使ってフォローしていくんですけれど、さらに「定期的なレーザートーニング」という考え方もひとつあります。糖尿病は完治しないからって薬を飲まない人はいないのと一緒で、肝斑を抑え込むために、日焼け・こすり防止、薬、レーザー、これらをうまく使いながら対策を続けようという考え方ですね。

宮地　いったんよくなってまた悪くなる。その都度対応していけばだんだん抑えられる。そういう考えですね。肝斑には**トラネキサム酸**が効くんじゃないですか？

宮田　そうですね。８割の患者さんはトラネキサム酸を飲むと抑えられます。なので、ぼく個人としては「最初に飲み薬・塗り薬」です。海外の肝斑治療の考え方も「『スキンケア、日焼け止め、こすらない』ありきで、最初に飲み薬・塗り薬」です。そのうえでレーザーを当てるのはＯＫ。日本の多くのクリニックが採用している「レーザーありきで、その後に飲み薬・塗り薬」というのは、海外では間違いという考え方です。

宮地　飲み薬だとあんまり儲かりませんね。

宮田　儲かりません。

トラネキサム酸　商品名トランサミン®。肝斑の原因であるメラニンの発生を抑えて、肝斑を薄くする作用があると考えられている。市販薬にトランシーノ®がある。

宮地　だから**大手美容チェーン**としては、なんとかレーザーをやりたいと考えているんでしょうか。

宮田　儲かるからかどうかはわかりませんが、レーザートーニングはすごく多いと思います。いったんはよくなりますし、最も簡単に患者さんをキープして継続できる方法ですし。けれど、本来は患者さんに「レーザートーニングは最後の手段です。飲み薬・塗り薬から始めて、よくなってきたら飲み薬はやめて**スキンケア**と自己管理だけにして、悪くなったら飲み薬をまた飲めばいいんですよ」って言って、それでもびくともしない1〜2割の患者さんに、レーザートーニングをするというのが正しい医療行為です。ただそれだと患者さんもじれったく感じるのも事実です。

宮地　患者さんも即効性を求めますからね。しかし、肝斑にレーザートーニングをやってるとは知りませんでした。どの

大手美容チェーン　本書では大手の美容外科・美容皮膚科クリニックのことを指す。

スキンケア　スキンケアにできること（主な3つ）は、左ページイラストを参照。

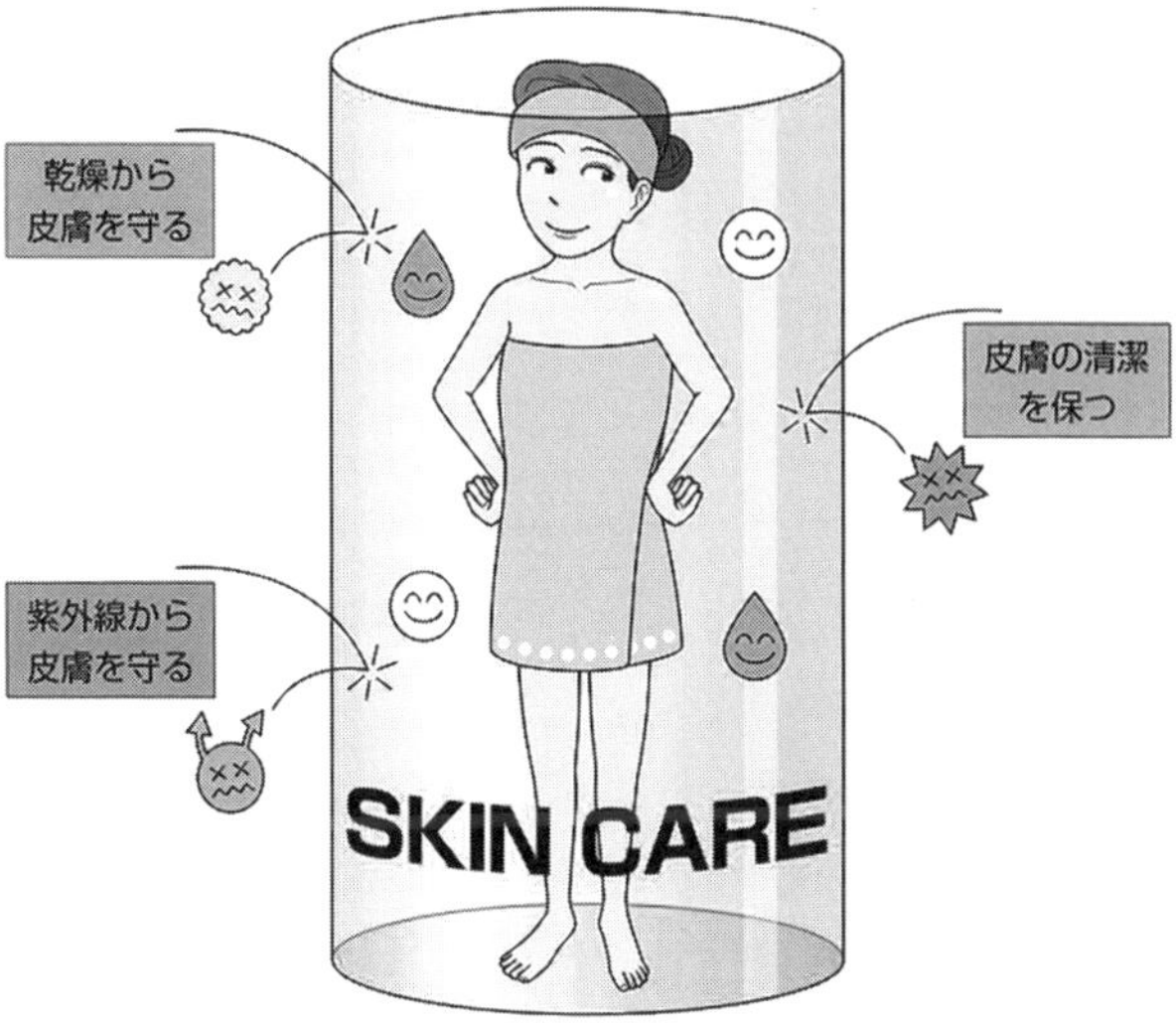

スキンケアにできること

宮地良樹ほか編．エビデンスに基づくスキンケアQ&A．中山書店；2019．p. 3．より転載

教科書にも「レーザーはやるな」って書いてあるのにね。

ADM《エーディーエム》に関してはどうですか？　もう治療が確立されていますから、診断がつけばまず治りますよね。ただ大手美容チェーンでは、診断がつかない若い医師が少なくないって聞きますけど。

宮田　正直な話、ADMでほかのクリニックからうちに来る患者さんのほとんどは、診断がついてないんです。

宮地　やっぱり。だけど、しみって種類が少ないじゃないですか。ADMは大事だとわかってたら、「これはADMじゃないかな？」とか考えないんでしょうか？

宮田　考えると思うんですけどね。以前、明らかにADMなのに、ほかのクリニックで肝斑の治療として、2年間レーザートーニングを受けていた18～19歳の女の子が、うちのクリニックに来たことがあります。「治療費は、トータルでいく

ADM　後天性真皮メラノサイトーシス（acquired dermal melanocytosis）。20歳前後から出現するため、発現期が幼少期の雀卵斑（そばかす）、思春期の太田母斑、中年以降の肝斑との違いがある。

ら使ったの?」って訊くと、付き添いの親御さんが「いや、ちょっと」とかモゴモゴしながら、結局「１００万円以上使ってます。けど、全然よくならなかったんです」って答えました。

宮地 よく通い続けましたね。

宮田 そうなんですよ。「よくならないのに、なんで通ってたの?」って訊いたら、「先生が『絶対よくなる』って言ったんで」って。

宮地 ＡＤＭは、肝斑に合併しなければ気づくんじゃない? 連続性が違うじゃないですか。

宮田 その医師はわからなかったみたいです。われわれの感覚からしたら不思議ですね。

宮地 ＡＤＭって概念は、昔はなかったんですよね。**太田母《おおたぼ》斑《はん》**っていうＡＤＭに似た病気があって、ＡＤＭのことを

太田母斑 額、目の周り、頬、鼻、耳に現れる青褐色のあざ。多くの場合顔の左右どちらかに見られる。１９３８年に皮膚科医の太田正雄博士が発表し、その名前がついた。

遅発性《ちはつせい》両側性《りょうそくせい》太田母斑様色《ようしき》素《そ》沈着《ちんちゃく》とも言うんです。ちなみに太田母斑はぼくらが若い頃は治療法がなかったんですよ。あの頃はドライアイスを圧抵《あってい》するしかなくて、皮膚を切って裏からやるとか工夫している人もいたけど、はっきりとは治らなかった。それがハーバード大学が提唱した**選択的光熱融解**《せんたくてきこうねつゆうかい》**理論**《りろん》が出てから、もうガラッと変わってね。太田母斑は治るようになったんです。その太田母斑は90パーセント以上が片側にできるから、両側にできたらＡＤＭの可能性が高い。そんなに歴史がある病気じゃないんです。

ところで、しみ対策として美白剤はどうですか？　使ってます？

宮田　しみに関してはよく使っています。

宮地　何を一番使います？

宮田　**ハイドロキノン**を**トレチノイン**と一緒に使います。

選択的光熱融解理論　１９８３年にハーバード大学のロックス・アンダーソン教授が考案した「光の波長、照射持続時間、単位面積当たりのエネルギー量の３つを調節してレーザーを照射することによって、特定の色素、細胞、細胞内構築物を選んで破壊することができる」という理論。現在でも、この理論を元にして新しいレーザーが研究開発されている。

ハイドロキノン　しみの原因であるメラニン色素の生成を抑制する美白剤（漂白剤）。トレチノインと併用することが多い。ハイドロキノンの作用でメラニンを制御しておいて、トレチノインの効果でメラニンの少ない表皮を皮膚表面に

宮地　ああ、フルオシノロンが入ると**トリプルコンビネーションクリーム**になるやつ。あれはご自身でつくってます？　輸入してます？

宮田　自分でつくってます。海外からの輸入も可能だと思います。

宮地　宮田先生のように、自分でつくってる人は多いんですか？　トレチノイン・ハイドロキノンは薬ですよね。

宮田　そうですね。医薬品に分類されます。

宮地　宮田先生にPL法の責任が生じるんですか？

宮田　院内製剤ですから、PL法の適用はないと考えています。

上げて、きれいな皮膚に置き換える。という二つの力でシミを退治するイメージ。

トレチノイン　皮膚のターンオーバー（新しい皮膚が生まれて古い皮膚がはがれ落ちるサイクル）を活性化させる塗り薬。古い角質を剥がし、皮膚を薄くしていく。角質を剥がしながら皮脂腺の機能も低下させるため、ニキビ治療にも効果がある。アメリカでは皮膚の若返り薬として使用されている。

トリプルコンビネーションクリーム　ハイドロキノンとトレチノインに、フルオシノロン（ステロイド）を加えた混合薬。

しわ

——額、ほうれい線、カラスの足跡などなど　治療方法は千差万別

宮地　しわにもいろんな種類がありますけど、治療法はどんなものがあるんでしょうか？

宮田　タイプによって、治療方法が全く変わってきます。しわの初期は**乾燥じわ、ちりめんじわ**ですが、それらは保湿すれば治るっていう論文も出ているので、基本保湿からスタートしています。表情じわなどで力を抜いてもだんだん線が取れなくなってきたら、**ボトックス®**を使っていきます。ボトックス注射をしても取れないたるみや、皮膚全層の折れ曲がったような大きなしわ——大じわって一般に言いますけど——これになってくると、注入や機器に移ります。

乾燥じわ、ちりめんじわ　ともに乾燥によって角層の保水力が低下し、肌表面に細かいしわができてしまった肌状態のこと。初めてしわができたと感じるとき、たいていはこの乾燥じわもしくはちりめんじわのどちらかであると言ってよい。

ボトックス®　ボトックス®注射のこと。ボツリヌストキシンという毒素（筋肉を麻痺させる効果がある）を、皮膚表面の浅いところに注射することで肌が引き締まり、しわ、

宮地　ボトックスが**フィラー**よりも先なんですか?

宮田　たるみを伴っているかどうかですが、段階的にボトックスが先です。ただ来院なさった段階でもうダルダルにたるんでいる患者さんもいっぱいいるので、その場合は最初からフィラーにしましょう、となります。あとしわの場所にもよりますね。

宮地　ボトックスって、やったあと無表情になりません?

宮田　それをさせないようにするのが腕です。

宮地　なるほど。いやぼく自身はやったことはないんですけど、やった人を見たら、片側だけしわがないように見えて、何だか無表情になってるなあって思ったんです。あれ、目が垂れませんか?

宮田　100パーセント垂れます。

宮地　ぼく、数年前にある美容医療の男性医師と、一緒に写真

たるみを改善できる。多汗症やワキガの治療にも用いられる。

表情しわに対するボトックス注射は2009年に美容目的で承認され、安全性と有効性が認められている。

フィラー　元々は「充填剤」の意味だが、美容医療界では、しわ改善や豊胸などを目的として、注射で注入する材料のことを指す。代表的な注入製剤に、ヒアルロン酸やコラーゲンがある。導入当初は、しわのすぐ下にフィラーを注入し、シワを浅くするという注入法が主流だったが、製剤と技術の進歩により、多様な効果を得ることが可能になった。

を撮ったんです。撮ったその場で写真を見ながら、ぼくはおでこにしわがあるって言ったら、その男性医師に「先生、それね、目を大きくしようと思って、おでこに力を入れて上に引っ張るからですよ。半開きのままだったらしわは出ませんよ」って言われたんです。無意識に上げてるんですって。でも半開きの目のままで写真を撮られるのはイヤだから、「ボトックスをやれば、額に力を入れてもしわが出なくなるんですかね？」って訊いたら、「額のしわは取れますけど、目が下がってきてカッコ悪くなりますよ」って言われて、それでボトックスはやめました。

宮田　目を大きく見せようとして額に力を入れている人って、すごく多いんです。そのことを一般の人に説明するとき、ぼくは、まず目を閉じて眉毛を指で押さえてもらうんです。そして押さえたまま目を開《あ》けてもらって、「それが本当の目の

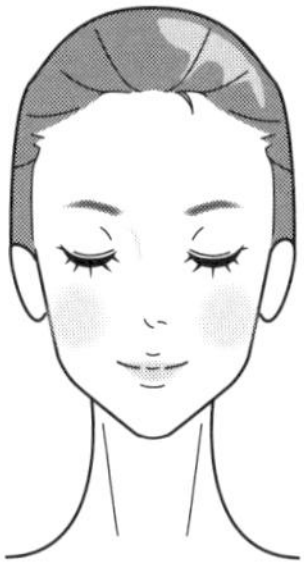

①正面を向いて
目を閉じる

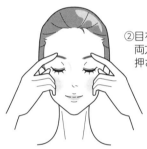

②目を閉じた状態で，
両方の眉を指で
押さえる

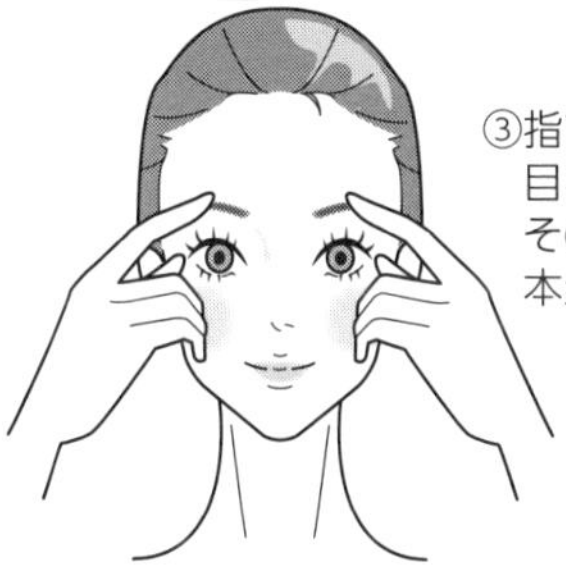

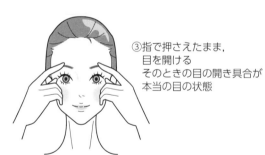

③指で押さえたまま，
目を開ける
そのときの目の開き具合が
本当の目の状態

本当の目の状態（眼瞼下垂でないかどうか）の
セルフチェック方法

状態ですよ」と言ってます。

宮地　目を閉じて、眉毛を押さえて、目を開ける？

宮田　眉毛を動かさないで目を開けようとすると、目が開かないから眉毛を使うんです。

宮地　開かないよ！　これ開く人いるんですか？

宮田　開く人もいます。けれどみんなけっこう無意識のうちに眉毛を上げて目を開けているんです。開かないのは宮地先生だけじゃないので、安心してください。

宮地　よかった（笑）。

宮田　本来は眼瞼挙筋《がんけんきょきん》っていう瞼《まぶた》を上げる筋肉で目を開けるはずなんですが、その力がなくなってきて、さらに皮膚が伸びすぎてかぶってしまったことで、できなくなるんです。**眼瞼《がんけん》下垂《かすい》**って言います。

宮地　子どもは眉毛を押さえても目を開けることができるんで

眼瞼下垂　まぶたが下がってきて見にくくなる病態。加齢によって、上まぶたを上げる筋肉の力が弱くなって起こることが多く、肩こりや頭痛の原因になることもある。

すね。

宮田　子どもでも先天性の眼瞼下垂の子がいます。そういう子も目を開けるときは、おでこの力を使います。

宮地　目と言えば**カラスの足跡**《あしあと》はどうですか？

宮田　カラスの足跡こそ、しわが深く入ってなければ、ボトックスで抑えられます。

宮地　ボトックスで半年くらいは持ちますか？

宮田　4カ月くらいですね。

宮地　フィラーはもっと長い？

宮田　フィラーは1年半持ちます。

宮地　フィラーの得意な場所っていうのは、**ほうれい線**とかですか？

宮田　そうですね。ほうれい線は「しわ」だけじゃなくて、「たるみ」とも関係します。「ほうれい線は『しわ』か『たる

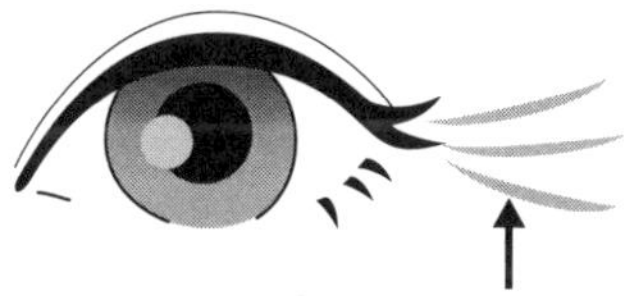

み』か」っていう議論もあるんですけど、基本「たるみ」という認識です。

宮地　ほうれい線ってこの口の両側にできる線でしょ？　これ気にするんですか？

宮田　日本人が、世界で最もほうれい線を気にしているんだそうです。

宮地　あっそう。あると年寄りっぽく見えるんですか？　ぼくにもあります？　すごくある？　気にしてないんですけど、気にしたほうがいいんですか？

宮田　ほうれい線には「若いほうれい線」と「歳取ったほうれい線」の二種類があります。屋外で活動するスポーツマンにもありますね。子どもはたいていほうれい線がないんですけど、でも10代でほうれい線がある子もいっぱいいます。もちろん子どものほうれい線は年寄りっぽく見えません。

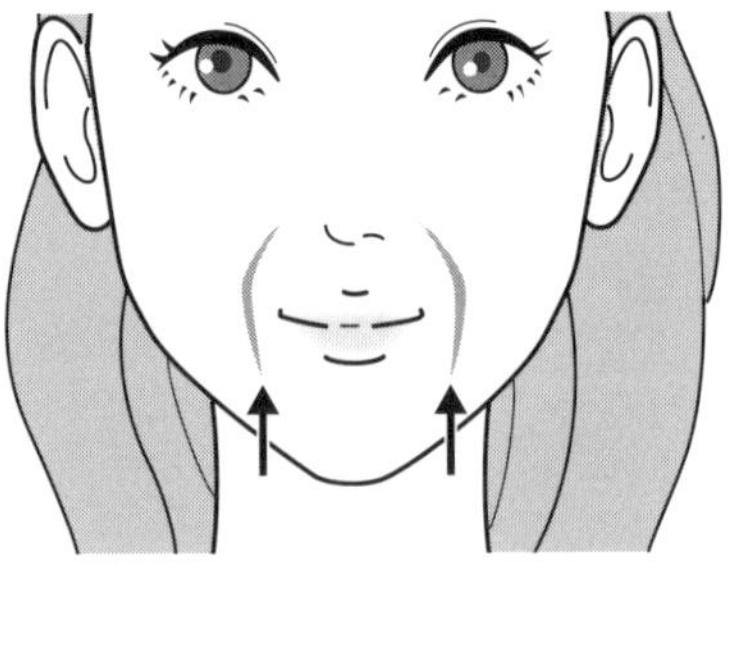

宮地　うちの子、ほうれい線はあったかなあ。これってあんまり子どもの顔を見たことがないってことですかね。

その「歳取ったほうれい線」ができると、年寄りっぽく見えるから、みんな気にしていると。

宮田　そうですね。歳取ったほうれい線がなぜできるかと言うと、頬の上のほうの脂肪が下がるからです。だから頬の下の部分を、目元に引っ張り上げると、ほうれい線が消えて若く見えるんですよ。頬の上の部分が下がってほうれい線ができるんだから、施術方法としてほうれい線にフィラーを入れて膨らませるだけの方法は間違いだって言われてます。上げるという考えで、フィラーを頬に入れて上へ引っ張るのが正しいんです。

宮地　こないだぼくの知り合いの娘さんが、宮田先生にお願いして、アメリカから一時帰国した際にリフトアップとかをちょっとやってもらいましたけど、これだったんですね。アメリカから来て1週間でやっていただいて、満足してました。「今ドル高だからドル払いして、すっごく得しました」とか言ってました。

さっき宮田先生がおっしゃったように、小じわ、いわゆる乾燥じわだったら保湿剤で改善できると思うんです。小じわっていうのは日光に当たらなくてもできますから。太ももにもできるはずです。

もう一つの深く刻まれたしわ。これは光老化《ひかりろうか》なんですよ。こういう深いしわってのは、なかなか治しようがないと思っていたんですけど、保湿で大丈夫なんですか？

宮田 保湿のほかに、トレチノインを使っています。

宮地 トレチノインは確かに効くみたいですね。

昔ぼくが若い頃、トレチノインがアメリカで流行ったんで

光老化 紫外線を慢性的に浴びて生じる皮膚の老化のこと。しみやしわ、たるみを増加させる。

す。でも、もともとにきびの治療薬だったし、あんなの塗ったって治るわけがないと思ってたんです。吸収されるはずないだろうと。でもエビデンスが出ちゃった。その後、向こうから日本に来る皮膚科教授の奥さん、ほとんどの方がトレチノインを塗ってたので、へーって思って、それから考えを改めました。全部新しい皮膚に置換されて、真皮まで到達するんですって。ぼくらは吸収されないと思ってましたから。そう思ってたんですよ、本当に。だから驚きました。あれはひとつの驚きでしたね。

宮田　トレチノイン療法も、いまはメジャーなしわ治療法の一つです。

たるみ

――ヤキを入れればシャキッと収縮

宮地 たるみで患者さんが一番気にするのはどこですか？

宮田 ほうれい線ですね。

宮地 えー、そうなんですか？ 二重あごじゃない？ 二重あご。違いますか？

宮田 それ宮地先生だけです（笑）。たるみで気にする方が多いのは、一般的にはほうれい線から**マリオネットライン**、フェイスラインの下顔面《かがんめん》ですね。

宮地 頬の上、目の下の部分が下がるから、歳取って見えるってことですか？

宮田 はい。ほとんどの患者さんに対して、下がったところを

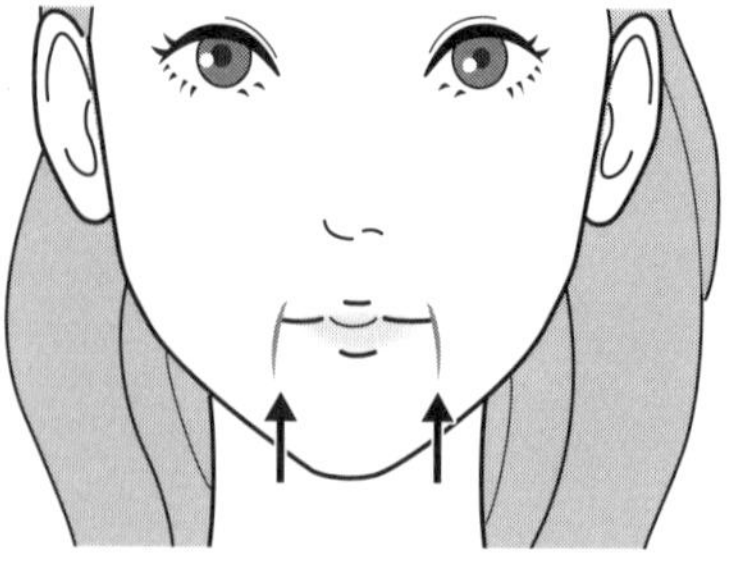

マリオネット＝あやつり人形。人形の口のラインに似ている

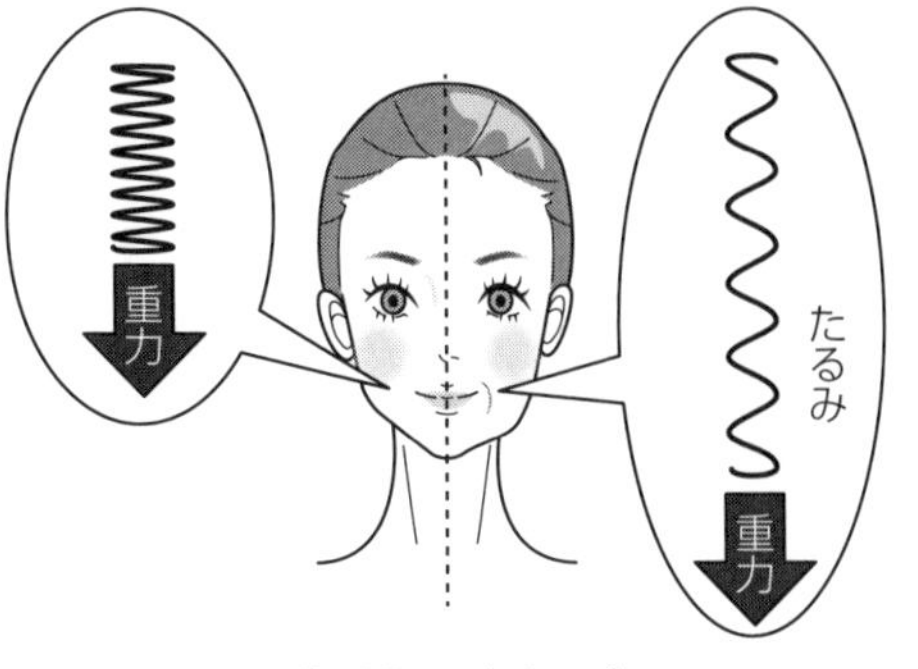

たるみのイメージ

引っ張り上げます。

宮地　フィラーで？

宮田　フィラーも使えます。**スレッドリフト**も使えますし、機械も使います。

宮地　機械って、どんな機械ですか？

宮田　**サーマクール**とか。

宮地　そうか。要するに火傷《やけど》を起こして収縮させるんですね。これも難しそうですねえ。うまくいくのかな？って思うんですけど。血管とか神経は火傷を起こさないんですか？　ほら、ぼくこないだ**心臓の火傷**を起こしたから、ちょっと気になるんです。

ことから、口の下のたるみをマリオネットラインと呼ぶ。

スレッドリフト　44ページ参照。

サーマクール　高周波を皮膚に当てて皮膚内部の温度を上げ、軽い火傷状態にして肌のたるみを引き締める医療機器。肉を焼くとサイズが縮む現象と同じ。真皮から皮下脂肪の浅い層に当てる。なお高周波のことをラジオ波とも言う。

心臓の火傷　以前より不整脈があった宮地先生は、この対談の5日前に心臓のカテーテルアブレーション治療を受け、心臓の一部分を焼き切った。これを「心臓の火傷」と称している（67ページ「アブレーション」参照）。

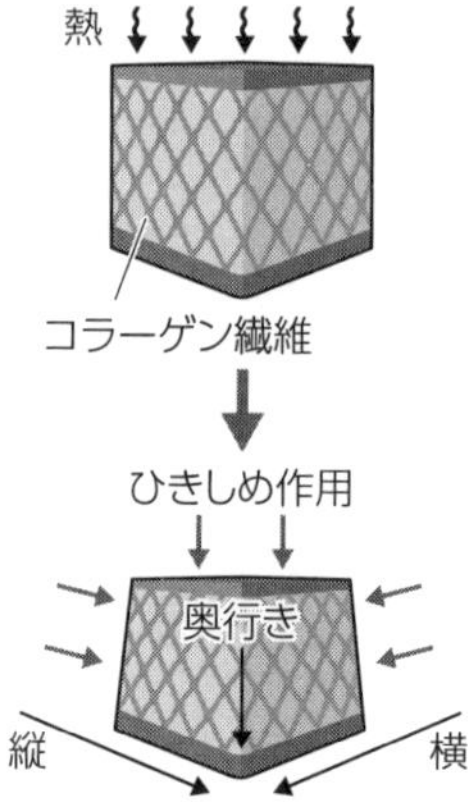

サーマクールのイメージ
熱によってコラーゲンや繊維組織が収縮する

宮田　**HIFU**《ハイフ》だと血管や神経を焼く危険性があります。だから解剖がわかってないと危ないんです。今はサーマクールのほかいくつか機械がありますけど、それらの機械は焼きません。

宮地　弱いってことですか？

宮田　高周波の届く層が違うんです。顔面神経などは深いところにあるので届かないんです。**SMAS**《スマス》**筋膜**《きんまく》が1枚あって、その下に神経や危ない臓器があるんですけど、サーマクールは**SMASより上を焼くので**、ほとんどの場合トラブルがありません。皮膚の火傷だけです。

HIFU　高密度焦点式超音波（high intensity focused ultrasound）。表面の皮膚を火傷させずに、肌の奥深くにあるSMAS筋膜等に超音波を一点集中させ、熱で引き締める。

SMAS筋膜　皮膚の深い層に位置する皮下組織と表情筋の間にある薄い膜（superficial musculoaponeurotic system）。SMAS筋膜を引き締めると、皮膚のたるみの改善につながる。単にSMASと呼ばれることもある。

SMASより上を焼くので　厳密に言うと、HIFUは、非選択的に焦点の合った組織を破壊するのに対して、サーマクールなどの高周波は、深さのみならず電流の流れやすさなどが関与するため、血管や

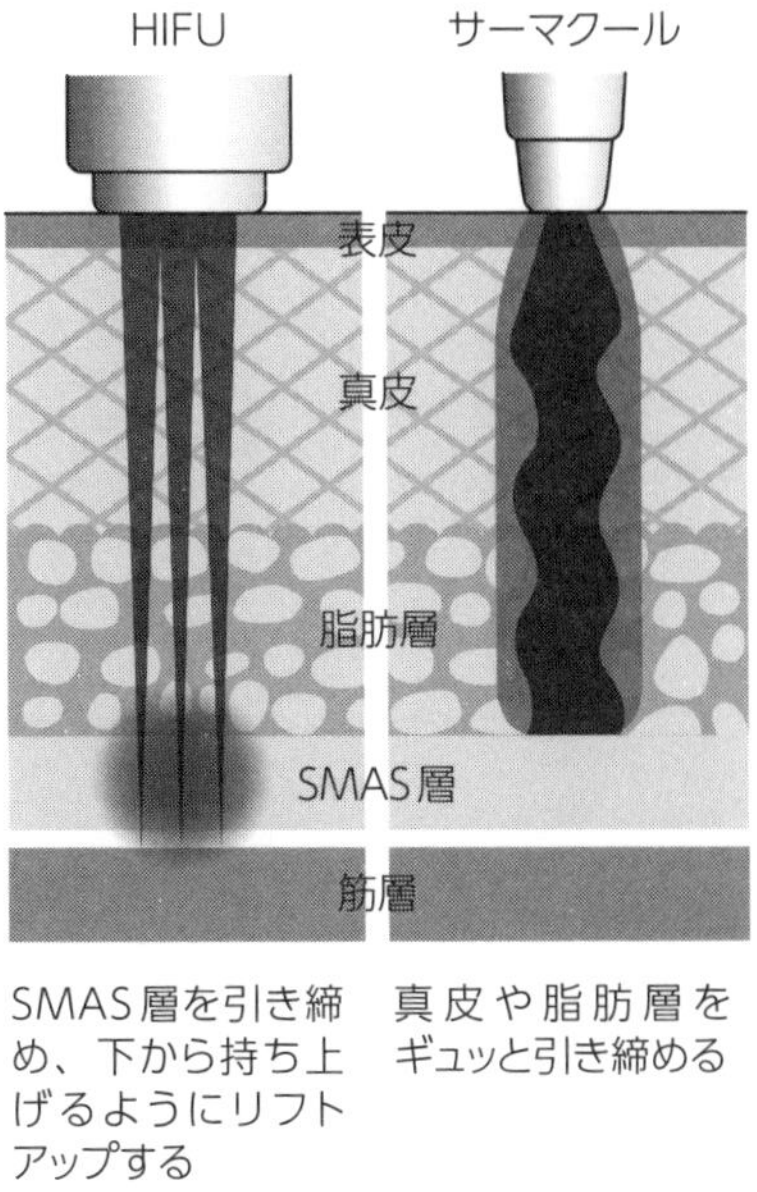

SMAS層を引き締め、下から持ち上げるようにリフトアップする
真皮や脂肪層をギュッと引き締める

HIFUとサーマクールの違い

宮地　ぼく、目の下のぷくっとしたとこ、これ気になるんですけど、たるみでしょうか？

宮田　目の下はたるみです。**眼輪筋**《がんりんきん》の弛緩《しかん》が一番で、あと骨萎《こつい》縮《しゅく》ですね。下の骨が萎縮して眼輪筋が緩むと、脂肪のポジションが取れなくなって下がってきます。

神経は損傷しにくい。

眼輪筋　目のまわりを覆っている輪状の筋肉。目もとのしわやたるみに影響する。

宮地　どうしたらいいんですか？　手術で脂肪を取るしかない？

宮田　手術になるんですが、脂肪を取るのではなく――取るのも一つの方法ですけれど――、脂肪の位置を移動させるのが最もポピュラーな施術方法です。骨が減っているんですけど、骨は増やせないので、出てきた脂肪を利用して骨の代わりの充填に使うんです。ハムラ法って言います。表から直接切るかもしくは裏から切って、脂肪の位置を移動します。裏から切るのは裏ハムラ法って言います。

宮地　裏から切れば、傷は残らないということですか。

宮田　ただ裏からだと皮膚が取れないので、たるみが強いと表から切らざるを得なくなります。眼輪筋は緩んでるので、眼輪筋を引き上げて骨膜に固定します。

宮地　上のたるみは？

宮田　上は手術です。ほぼ間違いありません。

宮地　これも手術しかないってことですね。さっきの知人の娘さんが、まぶたの二重《ふたえ》の深さが左右で違うって気にしてるんです。治したいって言ってましたけど、難しいんですよねえ。

宮田　それは難しいデス。

宮地　ですよね。ぼくも絶対無理だって言ったんです。さっきの眼瞼下垂もそうでしたけど、目は難しいと思うんです。今度その娘さんが宮田先生のところに行ったら「無理だ」って言っといてください。そんなまぶたの深さの違いなんて、見たって誰もわかんないと思うんです。けど本人が鏡でよく見ると違うらしいんですよ、二重と奥二重で。

宮田　自分の顔が左右対称だと思ってる人が多いんですけど、本当は左右で違うので、目だけ左右対称にすると違和感のある顔になりがちですよ。

宮地　なるほど。彼女にそう言ってやってください。来年やろうと思うとか言ってましたから、「宮田先生は『絶対やらない』って言う」って言っときましたけど。

ぼくの知ってる形成外科医が、あるお金持ちのご婦人の二重まぶた手術を担当したんです。けど手術の翌日パカッて目を開けたら、元の一重《ひとえ》まぶたに戻っちゃった。医師は「失敗しちゃったー」とか笑いながら話してましたけど、患者さんはカンカンだったって。そりゃお金払って一晩でもとに戻ったら、怒りますよねえ。

二重あごは治りませんか？

宮田　二重あごは脂肪吸引《しぼうきゅういん》が一番いいんですけど、最近は脂肪を溶かす機械を使って、減らすことができます。あと注射もあります。

宮地　脂肪を溶かすんだったら、あごよりお腹が先かな？

まっ、お腹についてはあとで、部分痩身として改めてうかがいましょう。目の周りは未だに、手術しかないという理解で合ってますか？

宮田　手術のほかに、まぶたの裏から脂肪に当てるレーザーもあります。

宮地　いろんなやり方があるみたいですけど、例えば「ＨＩＦＵは自分の知識や技術ではできないからやめとく。サーマクールにする」って、自分をわかってる医師はいいと思うんです。そういう医師だったら安全ですけど、トレーニングもしないで、どんどんテリトリーを広げてる医師も、多いんじゃないですか？

宮田　そうですね。トレーニングを受ければいいんですけどね。

宮地　トレーニングする場所がないでしょ。

宮田　理解をするっていう意味で、トレーニングを受ければいいいと思うんです。機械の場合、頭でわかっていれば、ある程度できるので。

宮地　京大でも、突然美容をやりたいって言い出した、若い男性医師がいたんです。どっかの大手美容チェーンに行って、3カ月くらいトレーニングして帰って来ましたよ。そんな程度で、できるもんですかね？　顔を触るなんてぼくは怖いけど。ＨＩＦＵと**スレッドリフト**は技術が要るでしょ？

宮田　スレッドリフトは技術が必要です。ＨＩＦＵは、技術はそんなに要らなくて、解剖がわかっていれば大丈夫です。ただ、ＨＩＦＵは今トラブルが多くなってきています。

宮地　機械も高いんでしょ？

宮田　ＨＩＦＵのトラブルは安い機械で多くて、一番多いのがセルフエステのＨＩＦＵです。患者さんがいちおうビデオとかの説明を見せられるらしいんですよ。説明通りに打ってる

スレッドリフト　小さなコグ（トゲ）のついた糸を皮下組織に挿入し、皮膚や筋肉を直接引き上げてリフトアップする施術方法。小顔効果が期待できる。

ぶんにはいいんですけど、例えばほうれい線が気になると思うと一生懸命そこに打ちまくっちゃう。そうすると三叉神経の第二枝を麻痺させてしまい、上下の唇がつかなくなるんです。歯科の麻酔と一緒です。口に水を含んでもピュッと吹いちゃうし、笑うこともできなくなります。

宮地　麻酔ならもとに戻るけど、神経を傷つけたら大変です。
　唇がつかなくなると言えば、ぼく昔某所で、闇でフグを食べたら毒で唇がピリピリして、ビールが口元から流れたことがありました。「なんかおかしい。口からビールが漏れる」って言ったら、連れてってくれた地元の人に「あ、それ**テトロドトキシン**です」って普通に言われて。今考えると怖いね。危ないことしてました。

宮田　よくぞご無事で。

テトロドトキシン　ふぐ毒成分で、人の神経と筋肉に作用して身体に麻痺を起こす。唇のピリピリ（しびれ）は、ふぐ中毒の初期症状。

肌質改善

――ひと皮むけてきれいに出直し

宮地　肌質《はだしつ》と言ったら、よく言われるように「キメが整っている／細かい」「脂性《あぶらしょう》」「オレンジの皮みたいで毛穴が目立つ」、こんなところでしょうか？　この辺はちゃんと改善できるんですか？

宮田　それぞれ治療法は異なりますけれど、基本的にはすべて改善できます。キメはやはり角質の乾燥が一番の原因です。

宮地　もともと肌のキメって、人それぞれ違うでしょう？　キメの細かい人、粗い人っていますもんね。

宮田　そもそも肌のキメっていうのは、肌表面の細かい三角形の凹凸状態を表す言葉です。凹凸三角形がより細かくて規則正しく並んでいるほどキメが細かい、つまり肌が美しいと言われます。その反対がキメが粗い肌ってことになります。患者さんにはまず**マイクロスコープ**を使って、患者さん自身の耳の前と耳の後ろの肌を見せます。全然違うので、生まれたときは耳の前も後ろと同じ肌質だったのが、ここまで変化したんだってことを説明します。

宮地　それ、日に当たるのと関係あるんですか？

宮田　日に当たるのが大きな原因です。紫外線のダメージは圧倒的なので。

宮地　そうですよね。加齢ですよね。てことは、キメ対策は塗り薬しかない？

宮田　基本的には塗り薬ですね。ほかに、**ピーリング**、**エレクトロポレーション**もやりますし、あとレーザーもやります。レーザーは再生させるという感じですね。

マイクロスコープ　対象物をカメラで拡大して見る器具。拡大倍率の高いカメラとも言える。モニターを使用するため、同時に（医師と患者など）複数で見ることができ、画像の保存も可能である。顕微鏡と違い大きなものも見ることができ、ルーペよりも拡大して見ることができる。

ピーリング　ピール（peel）とは「皮をむく」の意味。老化した角質を取り除いて（むいて）皮膚表面をなめらかにし、新陳代謝を促進させて皮膚の張りを回復させる施術方法である。酸などの化学物質を使う「ケミカルピーリング」、金属に薄く敷き詰めたダイヤモンドでヤスリのように削る「ダイヤモンドピーリング」

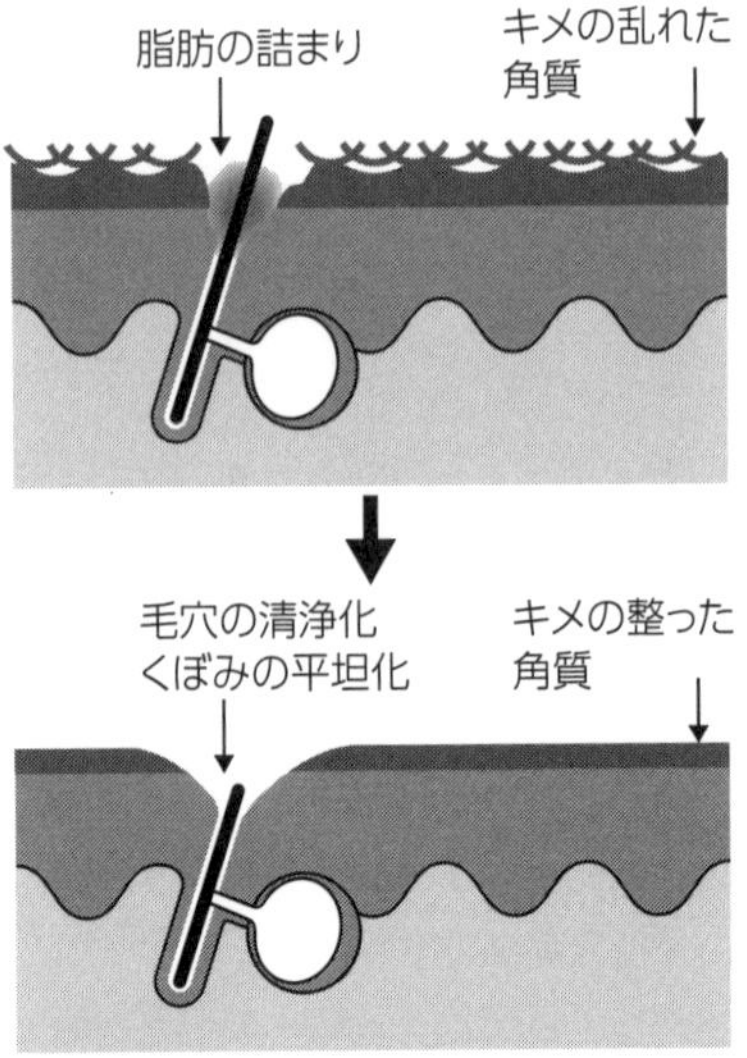

ピーリングのイメージ

宮地　結局再生ですね。ピーリングもひと皮剥《は》ぐってことだし。

宮田　そうです、そうです。

宮地　毎年1回10万円か20万円払ってピーリングを受ける皮膚科医がいるんですけど、「なんかいい気がする」って言ってます。ぼくなんかは傍から見て、効いてるのかな?と思いま

など、「むき方」の違いによって幾つかの種類がある。

エレクトロポレーション　電気の力で一時的に皮膚にあけた小さな穴から、美容成分を皮膚の奥に浸透させる施術方法。注射針を使わないので、皮膚を傷つけず、施術者の手間も掛からない。入れる薬剤は肌の保湿力や美白効果を高めるためのものが多い。

すけど。

宮田　今はオバジや**ゼオスキン**が主流ですね。とくにゼオスキンは日本で流行ってます。ゼオスキンプログラムを開始すると、患者さんは8週間顔が粉吹き状態になるんですが、多くの患者さんが「ゼオスキンプログラム中です」って、肌がボロボロになってる写真をインスタとかに出してます。それで1回むかれるときれいになりますね。トレチノインの効果ですね。

宮地　それは少し深いピーリングになるんですか？

宮田　いやどちらかというと浅いんです。普通のグリコール酸よりは深くて、フェノールよりは浅い。

宮地　昔、ディープピーリングっていうのがありましたよね。雑誌FOCUSに出てましたけど、おばあちゃんが入院してディープピーリングを受けたら、きれいにツルツルになって

ゼオスキン　スキンケアブランドの名称。しみやしわの改善など患者の治療目的に応じて化粧水や美容液を提供する。「肌がボロボロ」になるのは、製品に含まれるトレチノイン（25ページ参照）によって、表皮のターンオーバーが促進されるためであることが多い。

帰ってくる。でも失敗例もあって、ピーリングも失敗すると怖いんだなって思いました。

宮田先生は、肌質改善では何をやってるんですか？

宮田　普通にピーリングやレーザーをやってます。

宮地　何をチョイスするかの判断に時間が掛かりそうですね。患者さんといろんな相談をするんでしょうし。

肌質改善に含まれるテーマとして毛穴の開大もありますが、これはどうしてますか？

宮田　毛穴の開大は2つパターンがあります。①開いている。②ガタガタしている。

①の開いている毛穴は毛孔開大で、脂腺が発達してて脂が多く、いつも詰まってる人。これは取らないといけないので、ピーリングになります。ピーリングの後にレーザーを使って毛穴を締めます。

②のガタガタしている毛穴は、生まれつきいわゆるロート状で、表面が開いてるけどほんとの毛穴は小さくて詰まってもいない人。これは見た目のでこぼこなので、フラクショナルのレーザーで削ります。

宮地 その診断は画像で見るんですね？

宮田 はい、画像で見ます。

宮地 パックでバリバリ剥がすのありますよね。あれ、多少は効くんですか？

宮田 詰まってる角質などが取れるんですけれど、やり過ぎると皮膚が硬くなるので、かえって毛穴が開いたままになります。

宮地 昔スクラブって流行りましたよね。スクラブ洗顔。

宮田 流行りました。あれも皮膚が硬くなる人がたくさんいました。

宮地　スクラブ洗顔でつぶつぶが目に入って、痛みや充血を起こす人も続出しました。

しかし宮田先生はレパートリーが広いし、いずれの知識も深い。そこまで知り尽くしてないと、美容医療はできないんですね。ぼくらはラクな商売してきました。

宮田　その代わりほかのことを全然やってませんから。皮膚科医が**サブスペシャリティ**をやるほうが難しいと思います。ぼくらスペシャリストで、これしかできません。

サブスペシャリティ　120ページ参照

脱毛

——毛が欲しい人もいらない人もどちらも治療いたします

宮地　次のテーマは脱毛。男性型脱毛症、つまり薄毛治療は儲かるって聞きますけど、なぜなんでしょう？

宮田　治らないからだと思います。

宮地　なかなか治らないから治療がずっと続くにしても、要は薬を売ってるだけですよね。自費診療だし、そんなにみんな来ないでしょ。飲み薬だって、儲けるためにガブガブ飲ませるわけにはいかないし。

宮田　薄毛を気にしている成人男性は多いので、自費診療でも需要があるんだと思います。

飲み薬は2種類あって、ほかに塗り薬があります。塗り薬はいろいろあって、最近流行りのものだと**エクソソーム**を使ったものなどもあります。

宮地　市販のリアップじゃなくて？

宮田　リアップと同じ成分の薬を出すこともあります。ただこないだ湘南美容クリニックさんが、リアップより安い2000円台の塗り薬をつくっちゃったんで、塗り薬はこれから厳しくなるんじゃないかと思います。

宮地　その塗り薬、売ってるんですか？

宮田　売ってます。CMやってます。

宮地　なんて名前ですか？　通販で買えます？

宮田　「塗るフィナス」です。診断を受けないと買えないんじゃないでしょうか。通販で買うだけというのは、できないと思います。基本的にリアップと同じ成分で、ミノキシジルがメインだと思うんですけどね。

エクソソーム　細胞から分泌される物質の一つ。細胞間の情報伝達の働きがあると考えられている。エクソソームを主成分とする薬剤を、頭皮に直接注入することで、発毛効果を促すことが期待されている。

宮地　いや、なんでこんなに食いついているかというと、先日知り合いの若い男性医師に、自身がハゲてきていることを相談されたんです。ぼくはリアップを薦めたんですけどね。

宮田　クリニックでは、ミノキシジルを出した後は注射です。**メソセラピー**など、諸々を組み合わせて治療しているクリニックが多いようですね。

宮地　素人がやってるところも少なくないって聞きますよ。素人と言ってももちろん医師ですけど。薄毛診療しかやってないって。

宮田　ある大学の医局で「今日の仕事終わり！」ってなったら、パソコンを開いて、アルバイトでオンライン診療を始める医師がいるそうです。バイト代として1時間1万円もらえるみたいなんですけど、もしかしたら薄毛診療をしているのかもしれませんね。

メソセラピー　皮膚から細い針で薬剤を注入する施術方法。小範囲への治療に適している。脂肪の代謝を高めて排出させる脂肪溶解術によく用いられるが、ここでは、発毛に必要な成分を頭皮に直接届ける治療方法を指す。

宮地　知り合いの形成外科出身の医師が、薄毛診療を副業でやってるんです。本業の形成外科クリニックは、年俸3000万円で雇った医師に任せて。そのくらい儲かるんですって。生理学と基礎医学の医師が、夜間だけ開業している脱毛症外来ってのもあるそうです。そんな儲け方ができるんですね。これ、いつまで続くんでしょうか？

宮田　みんながそのスキーム通りにやってしまうと、差がつけられなくなって、いずれは価格競争になると思います。そうすると、撤退するクリニックも出てくるでしょうね。

宮地　女性の薄毛患者さんはあんまり来ませんか？　カツラしかないんでしょうか？

宮田　うちは基本薄毛の診療をしてないので、詳しくはわからないんですが、女性用の**パントガール**®という脱毛症治療薬があります。飲んだら生えるとは言われてます。

パントガール®　女性の脱毛に多いびまん性脱毛症（全体的に髪が薄くなる）の改善効果が期待できる内服薬。

宮地　専門の医師に訊いたら、あんまり治療法はないって言ってましたけど。

宮田　正直言って、男性と比べれば、圧倒的にダメでしょうね。

宮地　でも薄毛で悩んでる女性はいますよね。

宮田　すっごくたくさんいます。これからいい薬が出れば、大きなマーケットになるんじゃないでしょうか。男性ホルモンが関係しているから、男性のほうが薬の効果が現れやすいって言われてますよね。男性は両耳の上とか後ろは抜けませんから。

宮地　そうそう。受容体が違うんですよね。おでこはハゲるけど後頭部はハゲない。後頭部の毛を、ハゲ上がったおでこに植毛したら、生えてくるんでしょ？

宮田　生え続けます。

宮地　そういう植毛方法があるんですよね。後ろを切って前に植えたら増えるって。自毛植毛とか言うんでしたっけ。

宮田　そうです。主にFUT《エフユーティー》法とFUE《エフユーイー》法の二つの方法があって、後頭部の毛髪の抜き方が異なります。

宮地　でも後頭部だけじゃ、おでこの分量としてはちょっと足りませんよね。

宮田　後頭部だけで2000本くらい取れます。

宮地　2000本ってどんなもんですか？

宮田　たぶんぼくだとちょっと足りない分量です。ふふふ。

宮地　2000本でそんなに行けます？　頭全体で10万本くらいあるって聞きますけど。

宮田　おでこに2000本で、やっと増えたなって感じですかね。1000本だとお試しみたいな感じです。

宮地　今、髪の根元に結びつけて増やすのってありますか？

宮田　やってると思いますけど。

宮地　あれも大変な技術でしょうけど、すぐ増えるんですかね？　毛が伸びたら終わり？

宮田　終わりです。

宮地　もったいない。伸びたら根元に押し戻すとかできないんでしょうか？

宮田　どうなんでしょうねえ。

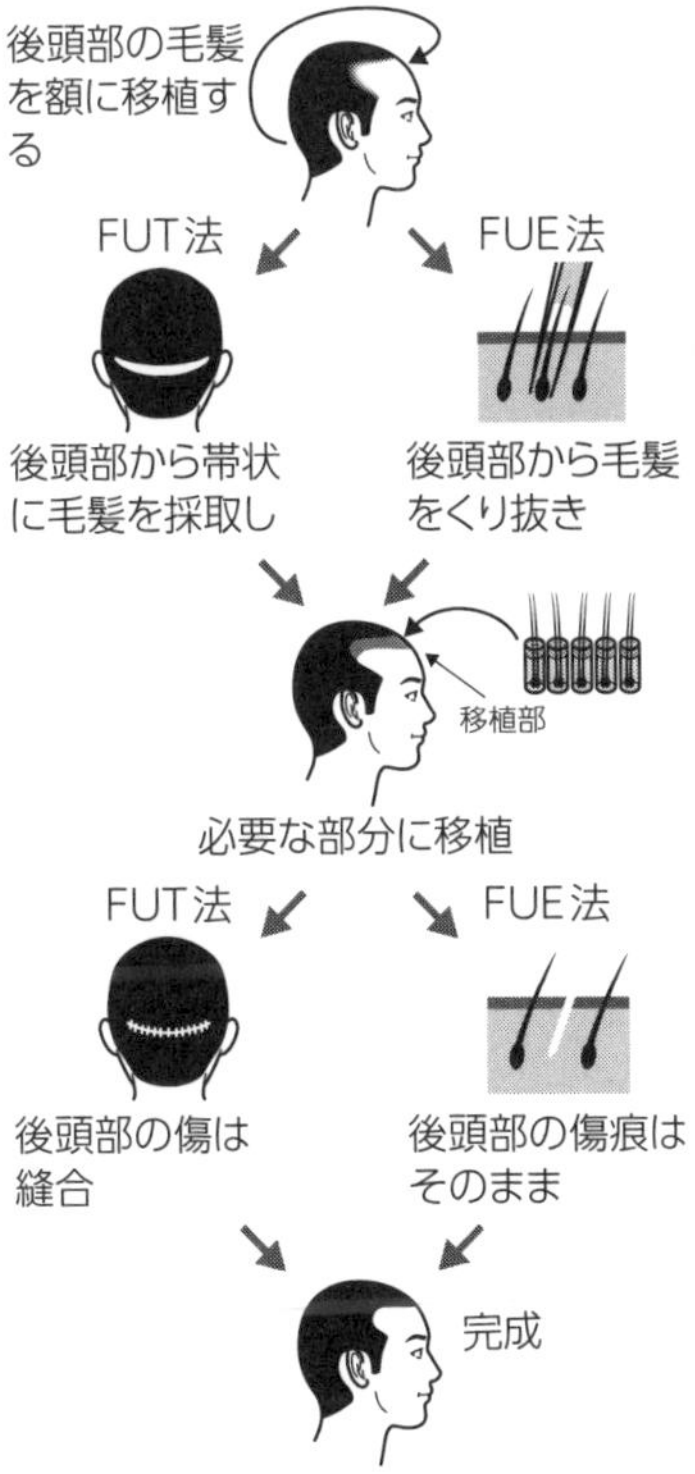

後頭部の毛髪を額に移植する

後頭部の傷は縫合
後頭部の傷痕はそのまま
完成

増毛法（FUT 法と FUE 法）

厳密には株単位で植毛する。
1 株に 1～4 本の毛が含まれる。

後頭部から帯状に毛髪を採取し
後頭部から毛髪をくり抜き
移植部
必要な部分に移植

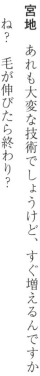

宮地　それはそれで大変かな？
　今までのは髪を増やしたいっていう脱毛症の話でしたけど、逆にムダ毛を取るほうの脱毛はどうでしょう？

宮田　ムダ毛を取るのはもう普通になってますね。

宮地　どんな人がやってるんですか？　普通の人がやってる？

宮田　普通の人ですね。いまや女性の場合は、やってない人のほうが少ないくらいじゃないでしょうか。まずは脇から始まって、手足へと続きます。

宮地　みんな脇から始めるようですね。たぶん剃ったり抜いたりするのが面倒くさいんでしょう。クリニックで1回やっておけば、もう剃らなくていいし、抜かなくていいし、気にしなくていいし。

宮田　日本は世界で一位二位を争うほどの脱毛王国なんです。

宮地　機械で脱毛できるからですか？

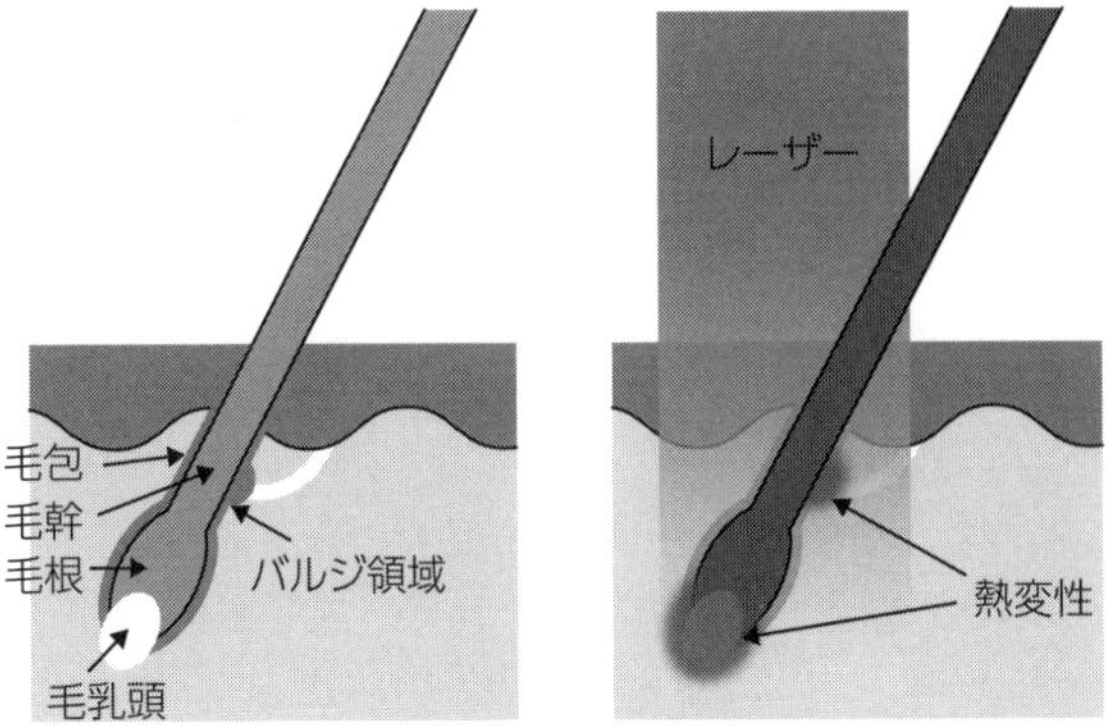

レーザー脱毛の原理

宮田　機械の数も多いんですけれど、そもそも日本人はすごく気にするんです。欧米人は脇ボーボーでもOKですけれど、日本人は許されないんですよね。

宮地　昔、脇毛を見せる女性タレントもいましたけど、あれはちょっと異例だったかな。みんな、お金を払って脱毛してるんですねえ。脱毛はクリニックでや

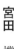

るのと、美容のエステでやるのとでは何が違うんでしょう？

宮田 エステはレーザーが使えないんです。

宮地 えっ？　エステでもレーザーを使ってませんか？

宮田 あれはＩＰＬです。

宮地 ＩＰＬですか。レーザーって書いてません？

宮田 レーザって書いちゃダメなんです。

宮地 書いちゃダメなのかあ。じゃあ効果も、だいぶ違うんですね。

宮田 違います。ちなみに永久と言ってもいけないんです。

宮地 永久もダメ？　昔、永久って言ってませんでした？

宮田 昔「永久脱毛」って表現をしていて、それが問題になって、厚労省から通達が出ました。またレーザーも細胞を破壊してしまって医療行為になるので、エステではダメって通達が出ました。

宮地　じゃあクリニックとエステは、脱毛においては明らかに差別化されてるんですね。それは大事なことです。よくチラシなどに「初回500円」って書いてありますけど、あれはエステでしょう？

宮田　クリニックとエステ両方でやってます。

宮地　ふぅん。「初回500円」の広告だけじゃ、クリニックとエステを見分けられないんだ。レーザーとIPLだと、レーザーは医師しか使えないことになっていると思いますけど、実際はだれがやってるんですかね。

宮田　看護師です。看護師が使っているのを、医師が監督していればいいと、厚労省がOKを出してるんです。

宮地　看護師でない人がレーザーを使ったという**裁判**がありましたね。

脱毛も、標的は**メラニン**で黒いのを狙うから、毛が黒くな

裁判　皮膚科クリニックのパート従業員がレーザーを使ってヒゲ脱毛施術をして、患者男性の顔に火傷を起こしたという事件。火傷を負わせたことと、医療従事者以外の人がレーザーで施術したという、二つの点が問題になった。

メラニン　肌や毛髪、瞳の色を構成する黒い色素のこと。メラノサイトというメラニン製造工場でつくられ、毛髪がつくられる際にメラノサイトから毛髪に取り込まれる。白髪はメラニンがつくられても毛に渡されなくなってしまった（メラニンが入ってない）状態の毛髪。

いとできないんでしょ？　白髪になっちゃったらもう遅いんですよね？　白い毛だけ残るんでしたっけ？

宮田　白髪はもうダメです。レーザーを当てて脱毛すると、本当に白い毛だけ生えてくるんですよ。

宮地　そうそう。だから脱毛するなら、早めに決断しないといけないんですよね。宮田先生はもう諦めてます？

宮田　ぼくはヒゲの脱毛をして、損したと思ってるんです。揉み上げの下からあごにかけてのヒゲだけ、ちょっとレーザーを当てたんですけど、白いのだけ残っちゃいました。

宮地　えっ？　先生、やったんですか？

宮田　昔、患者さんにやる前にちょっと試してみたんです。そしたら黒いヒゲは生えなくなりました。

宮地　へー。痛いんですか？

宮田　痛いデス。パチッパチッて、輪ゴムで肌を弾かれる感じです。

宮地　やっぱ痛いんだ。ヒゲ剃りは面倒くさいけど、でも痛いのはイヤだし、ヒゲもなくなると寂しい気もするし、やっぱりヒゲ脱毛は悩むところですね。

　最近は、介護脱毛というのも流行りのようですね。

宮田　今、50代の女性が自分の親を介護・介助するようになって、介護・介助される人がおむつをしていると、便が毛にからまって、おむつ交換の際に大変な思いをしているんです。で、自分の子どもにはこんな思いをさせたくないって考えて、脱毛する気になるみたいです。

宮地　お尻だから、脱毛もお金が掛かるでしょ。40万~50万円は掛かりそうですけど。

宮田　脱毛はそんなに掛からないんです。

宮地　いくらくらいですか?

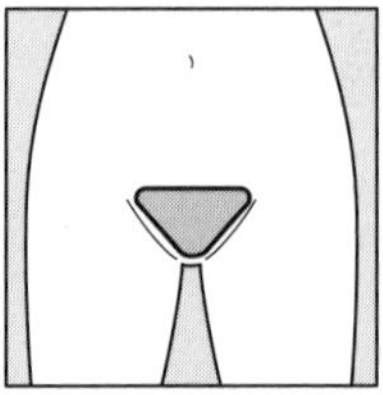
Vライン

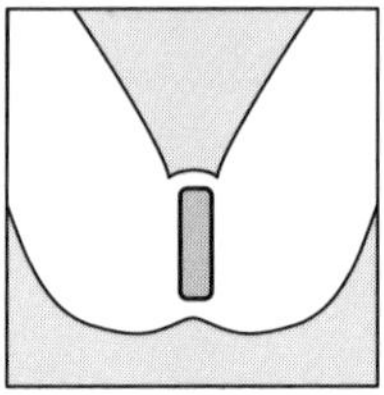
Iライン

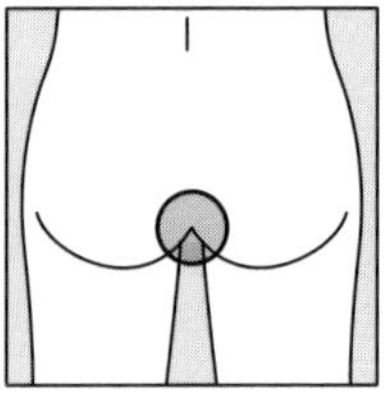
Oライン

宮田　昔は高かったんですけど、今はVライン、Iライン、Oライン全部で10万円か15万円くらいだと思います。

宮地　そんなもんですか。女性が多いんですかね？　若い女性も、介護脱毛という意味合いではなくて、普通にビキニラインを脱毛してるんでしょうか。

宮田　多いのは女性ですね。おっしゃる通り、年齢が若い女性もやっています。

宮地　全部なくしちゃいます？

宮田　真ん中だけ残してる人もいますし、全部なくしちゃう人もいます。

宮地 それがいいんですかね。ちょっと濃いほうが好きって人もいそうですけど。

宮田 それは好みで。

宮地 知り合いの同世代女性が、最近介護脱毛をやったって言うんですよ。ぼくは介護脱毛なんて考えたことなかったけど、この人もやるのかと思って。だいぶ変わりましたよね。あれも白髪になったらできないと思っていいんですか？

宮田 はい。白髪はできません。最近は、男性で介護脱毛をする人も増えて来ています。

宮地 効果は、必ず？　黒い毛はもう生えてこない？

宮田 間違いありません。

宮地 間違いなく生えてこないなら考えようかな。汚れないのはいいよね。ぼく**アブレーション**のとき、自分で剃毛したん

アブレーション 不整脈に対して行われる心臓のカテーテルアブレーション治療のこと。カテーテルという細い管を、主に足の付け根にある太い血管から入れ、血管内部を通って心臓まで進み、内壁の異常部位に到達したら、先端から高周波電流を流して細胞を焼き切る。宮地先生はこの治療後「頻発していた不整脈もピタッと止まりマジックのようです」と喜びを語った。（37ページ「心臓の火傷」参照）

です。看護師さんだと恥ずかしいし、自分でやるのもいいかなと思って、「自分でやる」って言って、バリカンを貸してもらいました。それ本当の剃毛じゃないんですけどね。

宮田　宮地先生が介護脱毛をなさったら、お子さんが喜ばれるかもしれません。ただ、介護のプロにとっては、介助される人に毛があってもなくても、負担に差はないそうです。「毛があると介助者に迷惑を掛けるから、脱毛しないと！」とまでは考えなくていいみたいです。

部分痩身
——効果絶大、患者満足度MAX

宮地 部分痩身《ぶぶんそうしん》。これ、ぼくは詳しくないんですけど、どういうことを指すんですか?

宮田 部分痩身は、皮下脂肪を減らす治療がメインです。

宮地 その「部分」というのは「ある局所」ですよね? 皆さんどこを一番気になさるんでしょう?

宮田 お腹ですね。

宮地 それは男性?

宮田 女性が圧倒的です。

宮地 女性が。お腹の下部が垂れてきたと。

宮田 そうです。

宮地　それを？

宮田　それを凍らせる脂肪冷却が、今一番多い施術方法です。凍らしたり、ほかにはレーザーや高周波を当てたりして、脂肪細胞を壊します。脂肪を壊すと言っても脂肪破壊ではなくて**アポトーシス**ですね。脂肪細胞を殺すんです。

宮地　脂肪はいずれ再生しますよね？　**ステムセル**があるから。

宮田　少しステムセルは残るので、また再生するんですけど、でもステムセルもだいぶ取れます。**脂肪吸引**とほぼ一緒です。

宮地　脂肪吸引って昔は流行ってましたけど、今はあんまりやらないんですか？

宮田　今もやります。

宮地　脂肪細胞を凍らすというのは手っ取り早いけど、理論的にはステムセルをやっつけるほうが、再発がないいんじゃないでしょうか？　だから脂肪吸引のほうがより効果がありそう

アポトーシス　不要になった細胞が自ら死滅すること。オタマジャクシがカエルに変態するとき尻尾がなくなるのもアポトーシスの一種。

ステムセル　幹細胞とも言う。われわれの体を構成するさまざまな細胞をつくり出す能力（分化能）と、自分と全く同じ能力を持つ細胞に分裂することができる能力（自己複製能）の二つを持った細胞である。今回の対談では、自己複製能について着目して「脂肪細胞を取ったところで、ステムセルが残っている限り、また新しい脂肪細胞が誕生して元の腹囲に戻ってしまうのではないか？」という疑問・心配を投げかけている。

脂肪吸引　皮膚を切開し直径数

に思えるんですけど。

宮田　脂肪吸引と同じくらいの結果は出ないんですけど、侵襲も少ないし、痛くないから凍らせる方法を採るということですね。脂肪吸引はトラブルが多いんです。

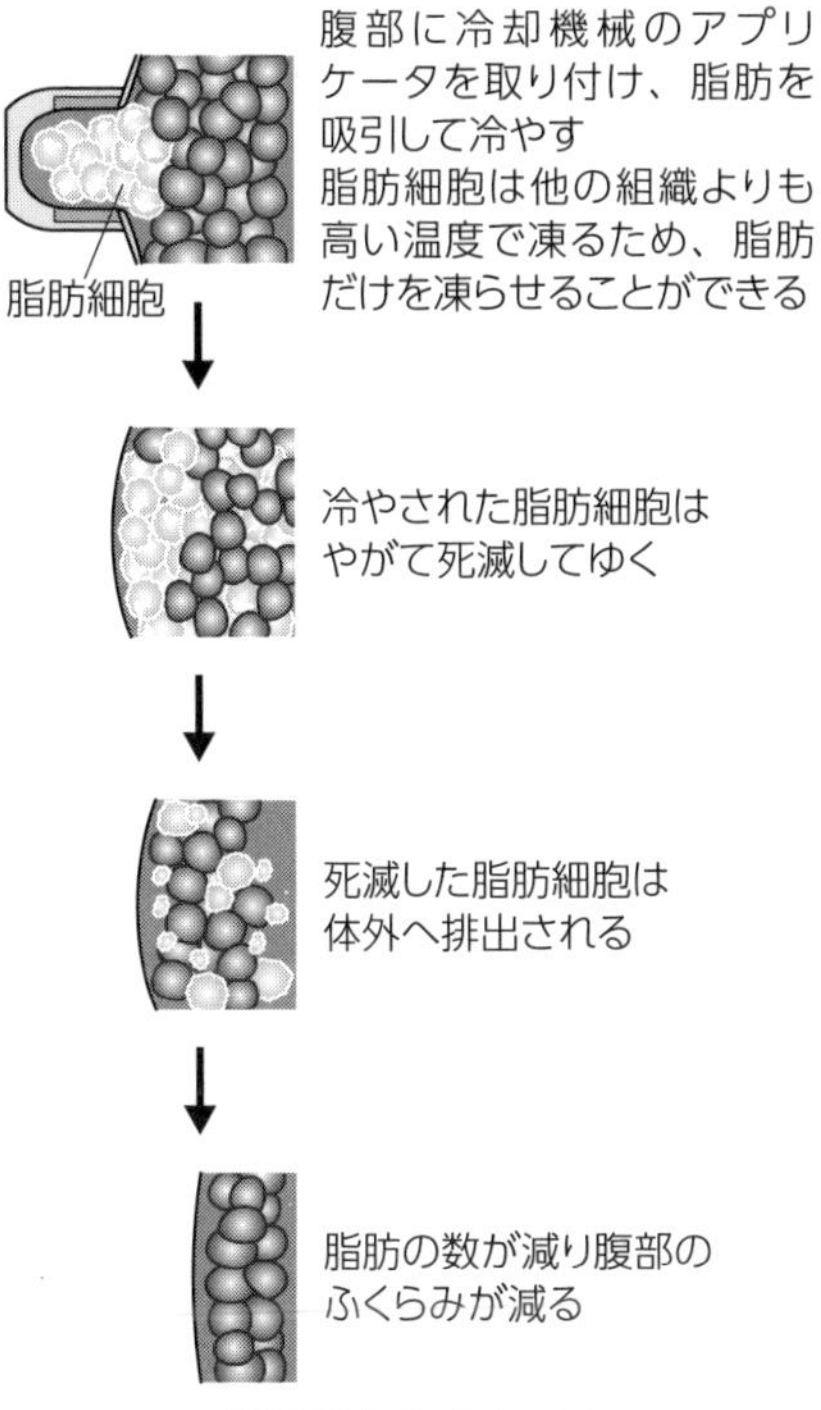
腹部に冷却機械のアプリケータを取り付け、脂肪を吸引して冷やす
脂肪細胞は他の組織よりも高い温度で凍るため、脂肪だけを凍らせることができる
脂肪細胞
冷やされた脂肪細胞はやがて死滅してゆく
死滅した脂肪細胞は体外へ排出される
脂肪の数が減り腹部のふくらみが減る
脂肪冷却のイメージ

ミリメートルの細い管を挿入して、脂肪を吸い取る瘦身方法。

宮地　その凍らせる方法、ぼくのお腹だったら何回くらいに分けてやるんですか？

宮田　だいたい1カ所2回くらいですね。

宮地　それで効果が目に見えてわかる？

宮田　わかります。

宮地　ふーん……（沈思黙考《ちんしもっこう》）……ちょっと考えてもいいなあ。いくらくらいでやれるんですか？

宮田　1回5万円くらいですね。1カ所は5～6センチ四方です。

宮地　やり始めると、ある時期、右の腹は引き締まっているのに、左はでれーっとなってるんですよね。

宮田　両方やらなきゃいけないので、だいたい同時にやります。

宮地　そんなに効くもんですか？

宮田　効きます。明らかにわかります。

宮地　持続期間はどれくらいですか？　半永久？　その後いくら太ってもいいんでしょ？

宮田　太ったらダメです。体重は維持してくれないと。

宮地　それはネックだなあ。「もういくら食べても太ってもいいぞ～」じゃないんですか？

宮田　違います。いわゆる**内臓脂肪**には全く効果がないので。物理的に**皮下脂肪**しか減りません。

宮地　皮下脂肪だけで構わないんですけどねぇ。皮下脂肪は目に見えるじゃない。指で摘まめるのは皮下脂肪でしょ？　5万円とか10万円で見た目がキュッとなるんだったら、スポーツジムよりずっといいな。あんな苦しい思いをしなくてもいいんだから。これ宮田先生のクリニックでは、けっこうやってるんですか？

宮田　うちはかなり多いと思います。

内臓脂肪、皮下脂肪

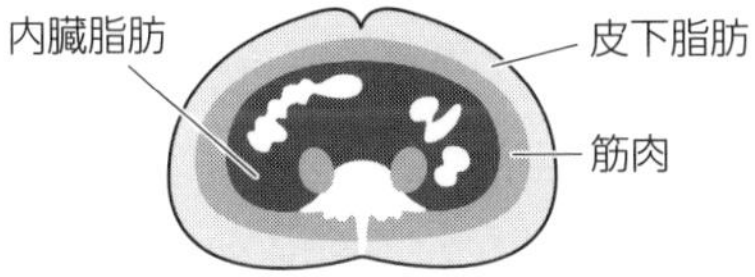

宮地　みんな満足して帰ります？

宮田　患者さんの満足度は高いと思います。脱毛と痩身は、患者さんが満足します。

宮地　目に見えますもんね。客観的にわかりますもんね。

宮田　ただしこれはもう本当に局所なので、患者さんには「痩せると思っちゃダメですよ」って言ってますけどね。体重はグラム単位でしか減らないし。

宮地　いやぼくステムセルがやっつけられるとは思わなかったから、脂肪細胞をやっつけてもどうせ戻るんだなと思ったんです。戻らないならいいね。

宮田　ステムセルを１００パーセントはやっつけられないと思うんです。結局ステムセルは周りから入ってくるじゃないですか。だからそこはもう全く手が出せないところです。

宮地　副作用はないんですか？　脂肪だけを特異的にやっつけ

る？

宮田 そうです。特異的にやっつけるので、基本的には副作用はありません。内出血とかはありますけど、副作用はないと言えます。

宮地 皮膚には傷をつけずに、表面からだけで？

宮田 ただパカッとはめるだけです。

宮地 はめるだけ？　1時間くらいはめてるんですか？

宮田 35分です。

宮地 35分？　それだけ？……（再び沈思黙考）……やろうかな。

どうせなら内臓脂肪も取りたい気もするんですけど。

宮田 内臓脂肪を取るなら筋肉を鍛える**磁気《じき》トレーニング**ですね。

宮地 そういう苦しい思いするのやだ、ぼく。

磁気トレーニング　磁気によって筋肉内に振動エネルギーを発生させる機械を使った運動方法。筋肉の膨張と収縮を繰り返す。その結果、中性脂肪の分解速度を上げ、脂肪細胞がアポトーシスを起こして、体外に排出される。

宮田　寝てるだけです。

宮地　寝てるだけ？　ピリピリってやつでしょ？　あれ効くんですか？　昔、流行りましたけどね。

宮田　あれとは全然違うんです。電磁誘導《でんじゆうどう》の原理で磁場を流すんですよ。スマホのワイヤレス充電と同じです。磁場を流すと、中で渦電流《うずでんりゅう》が発生して**運動ニューロン**を刺激するので、筋肉が激しく収縮します。磁気刺激です。

宮地　表面がピリピリ痛くて、中ではブルブル震えるんじゃなくて？

宮田　それはいわゆる**EMS**《イーエムエス》ですよね。ＥＭＳのように電気を流して筋肉を動かすんじゃなくて、磁場を流して筋肉１本１本を縮ませるんですよ。

宮地　なんか怖いんですけど。大丈夫なんですか？

宮田　大丈夫です。

運動ニューロン　筋肉につながり、筋肉へ収縮などの指示を伝える運動神経のこと。

EMS　電気を流して筋肉を刺激する神経筋電気刺激療法（electrical muscle stimulation）。チクチク感・ピリピリ感がある。

宮地　MRIをやりすぎる感じですね。

宮田　そうそう、原理はMRIと一緒です。腹直筋《ふくちょくきん》全部を鍛えるので、やってるときは全然痛くないんですよ。腹筋運動を100回したあと、さあもう1回！とやろうとしたら「うっ」ってなりますよね。磁気トレーニングをやった後は、あの状態になります。

宮地　宮田先生はその機械も持ってるんですか？

宮田　持ってます。

宮地　先生のクリニックは広いの？　行ったことないけど、山ほど機械が置いてあるんですか？

宮田　広くはありません。70坪の中にギューギューです。

磁気トレーニングマシンは内臓脂肪にも効くと言われていて、お腹もへこみます。

宮地　今度先生のクリニックを、見学を兼ねて受診してもいいですか？

でも太っちゃダメっていうのが辛いなあ。一度施術してもらったら、もういくら食べてもいいよっていうなら、すぐにでも行くんですけど。

宮田　通っていただけるのであれば、ぜひお越しください。

フェムゾーンケア
――じつは転倒・骨折のリスク低減にも貢献

宮地　フェムゾーンケア。これちょっと訊いてみたかったんです。

宮田　フェムゾーンケアは、さっき部分痩身でも出てきた磁気トレーニングマシンで、骨盤底筋《こつばんていきん》を鍛えるのが主な治療ですね。

宮地　締まりがよくなる？

宮田　そうです。

宮地　女性がわかる？　それとも男性がわかる？

宮田　男女ともわかることもあります。女性で骨盤底筋を鍛える一番の理由は尿漏《にょうも》れ対策です。産後尿漏れとか。

宮地　あ、尿漏れですか。それは尿道の括約筋《かつやくきん》を締めるってことですか？

宮田　骨盤にいわゆる**8の字の括約筋**がありますよね。あれを全部締めます。

宮地　昔よく肛門を締めたらよくなるとか言いましたけど。

宮田　あれを機械でやるんです。

宮地　それ、ラクでいいかも。

宮田　ラクです。すごく人気があります。夜中に、目が覚めなくなったって言うんですよ。

宮地　夜中にトイレに行くことがなくなるのは重要かもしれません。**過活動膀胱《かかつどうぼうこう》**っていう病気があって、この患者さんは転倒が多い。社会健康医学の研究で、転倒の一番の原因は過活動膀胱だったんですよ。転ぶのは足腰が弱いとか目が見えづらいからだって思うでしょ。でも一番リスクが高かったのは、

8の字の括約筋　括約筋は、収縮して締めつけると中心を閉じる働きをする輪状の筋肉である。フェムゾーンでは尿道括約筋と腟括約筋で一つの輪、肛門括約筋で一つの輪になっており、二つが並んでアラビア数字の8の形状に見える。

過活動膀胱　膀胱が過敏になって、尿が充分溜まっていなくても膀胱が収縮する疾患。急に尿意をもよおし、何度もトイレに行きたくなる。睡眠中など脳や身体が休まっているときにこの症状が現れやすい。

過活動膀胱なんです。急に尿意をもよおして、急いでトイレに向かって足がもつれて転ぶんです。それで大腿骨を骨折して、寝たきりになる人が少なくないんです。ぼくが病院長だったとき、うちの病院で退院間際の患者さんがよくこけてたんです。当初はベッドからの転倒転落かなと思って、対策をしたんですけど、全然予防できなかった。よく調べたら、倒れる場所はトイレの前が多いってことがわかって、過活動膀胱にたどり着いたんです。だからね、この尿漏れ対策っていうのは、大事かもしれませんね。

フェムゾーンケアというのは、膣の締まりをよくするとも聞きますけれど、医師はどういったことをするんですか？

宮田　中にＨＩＦＵを打ったり、レーザーを当てたりします。レーザーは主に**エルビウムＹＡＧ《ヤグ》レーザー**を使います。

宮地　機械は一緒で、そういうアプリケーションがあるってこ

エルビウムＹＡＧレーザー　CO_2レーザー（14ページ参照）に似た働きを持ちながら、CO_2レーザーよりも周囲へのダメージが少ない。

とですか？

宮田　一緒の機械もありますし、全く専用の機械もあります。うちは、専用機械は持っていませんけど。

宮地　それ、最初は誰がやり始めるんでしょうね？　誰が考えるんですか？

宮田　やっぱり婦人科医じゃないですか？　婦人科から始まって、皮膚科医がやってます。今皮膚科の女性医師は、けっこうやってると思います。

宮地　女医さんね。そういうジェンダーのことはありますよね。患者さんも、女性医師ならやってみようかなって考えるでしょうし。

宮田　こないだまで顔に糸を入れてた男性医師が、フェムゾーンケアもやりますよって言っても、患者さんも嫌ですよね。今はフェムゾーンケア専門のクリニックもあります。

宮地　みんなインターネットとかで調べて、どこの医療施設でやってるかってちゃんと知ってるんですね。

　フェムゾーンケアって主にそれですか？

宮田　膣を締めることのほかに、女性器の形を整える施術もします。

宮地　形を気にする人がいるんですか？

宮田　小陰唇が大きいとか。これは外科的な施術なので、美容皮膚科ではありませんけど。ただレーザーでもちょっと縮むので、やってる皮膚科医もいます。

宮地　大陰唇が大きいから嫌だと言って来る患者さんもいるんですね。

宮田　います。小陰唇が圧倒的多数ですけど。

宮地　「フェム」だから、フェムゾーンって言うと、男性は該当しないんでしょうけど、尿漏れなんかは男女問わず泌尿器科のジャンルですよね。泌尿器科はやらないんでしょうか？

宮田　尿漏れは泌尿器科なので、膣を締める機械は、知り合いの泌尿器科医も持ってて、治療に使っています。

宮地　その磁場で尿道括約筋を締めるのは、どこから挿入するんですか？

宮田　椅子の下に磁場を発生させる機械を置きます。

宮地　それだけでできるんですか？　座ってるだけ？　へー。肛門も一緒に締まります？

宮田　締まります。

宮地　ほう。なんだか便秘になりそう。

宮田　あとＥＤ（勃起不全）に効きます。神経刺激なので。

宮地　もうバイアグラは要らないんですね。

宮田　そこまではいかないと思います。ちょっと元気になるくらいです。

宮地　それは、平時に磁気刺激を受けといて、戦時に効くってことですか？

宮田　常にやっていると、神経刺激が起こるそうです。なんかやり方があるようです。腰痛も治せるみたいです。

宮地　腰痛治療なら理解できます。それもレーザー同様、医師しかやっちゃいけないんですかね？

宮田　どうなんでしょう。座るだけですからねえ。医師がやるとしても、「はい、座って」ってひと言で終わりですから。

宮地　整形外科なんか、けっこうやってる患者さんがいるんでしょうね。でも整形外科医しかやっちゃいけないんでしょうね。

宮田　どうだったでしょうね。

診断機器

——診断重視のクリニックは信頼できる

宮地 今、医師の目だけじゃなくて、機器でも診断するでしょ？ 機器の性能はどの辺りまで進んでいるんですか？

宮田 今はもう機器で毛穴の数を数えられますし、しわの本数もカウントできます。目に見えていない赤ら顔とか、肉眼では認められない肝斑を見つけることもありますし、メラニン、**ヘモグロビン**系はだいたいわかります。深さに関してもミリ単位もしくはコンマミリ単位までわかります。

宮地 目に見えないってことは、患者さんも見えないわけだから、訴えにならないでしょ？

宮田 例えば患者さんから「肝斑がある」って言われて、確か

ヘモグロビン 血液中の赤血球に含まれる赤い色素のこと。宮田先生が「メラニン、ヘモグロビン系はだいたいわかります」と表現しているのは、黒い色、赤い色がそれぞれメラニン、ヘモグロビン（＝毛細血管）であることを確認できる、そこから疾患がわかるという意。

に薄くあるけど肝斑かどうかわからないという場合に、機器を使って拡大すると毛細血管がいっぱい見えるので、患者さんに納得してもらうためにも使います。

宮地　患者さんに画像を見せるんですね。

宮田　見せます、見せます。「こういう風に赤くなってて、こういう炎症が起こっているから、あなたは顔をこすっていて、それが肝斑になっているんですよ」とか。**アンテラ**を使ったら、肝斑をADMと間違えてレーザーを当てることもなくなります。

宮地　特に合併する場合はそうですよね。肝斑とADMが、重なっているのがけっこうあるから。てことは、アンテラはほとんどの医師が持ってるんですか。

宮田　いや、全員が持ってはいないと思います。持ってるところは少ないかもしれません。診断機器はお金になりませんんか

アンテラ　皮膚表面の形状や色調を測定する皮膚分析器。名称は、ギリシャ神話の愛の神「エロス」の弟「アンテロス」に由来している。

ら。診断機器と治療機器の違いがあって、アンテラは正しい診断をするための診断機器なので。

宮地　なるほど。診断機器をちゃんと持ってるクリニックというのも**医師選びの視点**の一つですね。

宮田　そうですね。診断をきちんとやってる医師であれば、全部を揃える必要はないんですけど、そういう診断のための機器を持っていると、より確実に診断できて、治療に結びつけられると思います。あと診断機器で活躍しているのは**ダーモスコピー**です。

宮地　ダーモスコピーは、カシオからカメラ付きのダーモカメラが出てきて、かなり進歩しましたよね。

宮田　まだ高価ですけどね。

宮地　10万円くらいですか？

宮田　ダーモカメラだと20万円くらいですかね。

医師選びの視点　156ページ参照

ダーモスコピー　ライトがついた拡大鏡のこと。

宮地　あれコンパクトでいいんですよね。画像を残せるし。患者さんとシェアできるでしょ。役に立ちます。

宮田　本当はビデオで見たいんですけど。

宮地　繋げられないんですか？

宮田　繋げると反射と無反射を切り替えられないんですよ。外すと切り替えられて、繋ぐとまた切り替えられない。もしそれができると、患者さんに見せながら「こうです。こうなってます」とか説明できるんですけど。疾患をパシャッと撮って「はい」じゃなくて。

宮地　それくらいできるでしょうにね。内視鏡だって、見ながらできるんだから。簡単なことだと思いますけど。

宮田　宮地先生からメーカーに言っていただけませんか？　宮地先生に言っていただいたら、一発でできるようになります。ぼくが言っても全然ダメだったんで。

治療方法

――選択肢はいくらでも：良医は治療の百貨店

宮地　どんな治療や治療方法があるかって話なんですけど、今日はメスを使う話は極力していません。美容医療の治療機器としては、レーザーが一番スタンダードでしょうか。

宮田　一般の方は、いろんな機械をざっくり「レーザー」って言っちゃうんで、そういう意味ではレーザーです。

宮地　先生にとっては全然違うんですね。

宮田　全然違います。ひっくるめて言うと、いわゆる「エネルギーを使った機械」ですね。これを一番使います。ほとんどメインです。

宮地　ＩＰＬも使ってますか？

宮田　ＩＰＬも使います。レーザー、ＩＰＬ、**高周波治療器**、ＨＩＦＵ、**イオン導入**、エレクトロポレーション、メソセラピー、**ニードリング**、全部使います。何種類も治療方法を用意します。

宮地　何種類も治療法を用意して機械は全部使うって、いわゆる百貨店にならなきゃならないから大変じゃないですか。「わたくしはフィラーしかやりません」だったらブティックショップで済むけれど、宮田先生は洋服だけじゃなくて食料品から日用雑貨、貴金属まですべて扱ってる感じ。勉強も大変だし、設備投資も大変ですよね。これらの機械をほとんどの美容医は揃えているんですか？

宮田　いや、すべて揃えるのは大変だと思います。数台持ってるくらいじゃないでしょうか。昔は1台持ってる／持ってないくらいで開業してましたけど、今は2～3台で開業するの

高周波治療器　高周波を使うサーマクールやテノールのこと（サーマクールは37ページ参照）。サーマクールは皮下を引き締めて加齢によるたるみを予防する効果があり、テノールは皮下の状態を改善して脂肪の質を変化させる。

イオン導入　皮膚に微弱な電流を流して、美容成分を皮膚の奥に浸透させる施術方法。エレクトロポレーション（48ページ参照）に似ているが、肌に入れる美容成分が異なる。イオン導入は、美容成分をイオン化してから皮膚に入れるため、粒子の小さいビタミンC誘導体などには適しているが、粒子が大きくイオン化できないヒアルロン酸やコラーゲンなどは使えない。また浸

は、ちょっと心もとないっていう感じですよね。4～5台は揃えたいところです。

宮地　患者さんの立場だと、そのクリニックがどういうデバイスを持っているかっていうのは、Webサイトを見ればわかるんですね。

宮田　わかります。けれど、たくさん機械を持っているように見せたいがために、同じ機械でハンドピースがいっぱいあるのを、別の機械のように載せている医師もいます。若い医師の場合が多くて、仕方ない部分はあります。かわいそうなんですけど。

宮地　でもこの治療方法がダメだったら、こっちに違うオプションがあるというのは大事なことですから、持ってる機械の数を水増しするのはどうなんでしょうね。

あとはスタンダードな治療法と言ったら、フィラーですか

透率は、エレクトロポレーションの約20分の1と言われている。

ニードリング　0.5～3ミリメートルの長さの針がついたローラーを皮膚の上に転がして穴をあけ、その傷を治そうとする皮膚の働きによってコラーゲン（皮膚を構成する材料）をつくり出すという施術方法。

ね。

宮田　フィラーは不可欠です。もう治療法として充分定着しています。

宮地　フィラーは誰でもできるわけじゃないでしょう？　どこにどういう深さで、どれくらい注入したらいいかっていうのは、相当な判断でしょ。

宮田　ちゃんとやるのは難しくて、そこに大きな問題がありまず。いわゆる大手美容クリニックだったら、研修中の医師でも打てるんですよ。数をこなしているから。皮膚科**専門医**のベテラン医師が、いきなり美容をやろう！となったときのほうがよっぽど危険です。フィラーなんて打ったことがないでしょうから。

宮地　全然違うスキルってことですね。

宮田　そうなんです。美容皮膚科って言われても、フィラーは

専門医　各診療科で、最良の診断・治療を提供できるとお墨付きをもらった医師のこと。専門医の認定基準は診療科によって異なるが、勤務年数や受けた研修の数、認定試験などが設定されており、だれでも簡単になれるわけではない。専門医＝信頼の証と言える。日本専門医機構が認定している専門医の基本領域は、内科、小児科、皮膚科、精神科、外科、整形外科、産婦人科、眼科、耳鼻咽喉科、泌尿器科、脳神経外科、放射線科、麻酔科、病理、臨床検査、救急科、形成外科、リハビリテーション科、総合診療の19領域。宮地先生は皮膚科専門医、宮田先生は形成外科専門医である。120ページ脚注も参照。

一般の皮膚科では絶対学ばないスキルじゃないですか。

宮地　本当は形成外科学会も皮膚科学会も、そういう教育プログラムをつくったらいいんですよね。でも残念ながらそういうのを教える人もいないし、余裕がない。だからずっと今の状態が続いています。

宮田　フィラーは経験ですね。解剖がわかってないといい結果が出せないので。ただ**アラガン**には**MDコード**っていう番号があって、その通りに打てばフィラー初心者でもうまくいくようにできてます。

宮地　そのほうが安全でしょうか？

宮田　安全安心です。アラガンはもともと素人の医師が安全に打つためにMDコードをつくっているんです。技術向上のためではなく。MDコードを使うと、血管があって危ないから打っちゃダメってところは、避けることができるので簡単で

アラガン　美容医療や乳腺外科、眼科などの医薬品や医療機器の研究開発・販売を行う米国企業。ボトックスの製造販売メーカーとして有名。

MDコード　アラガンは、フィラーで穿刺する場所を、部位を表すアルファベットの後に数字入れた符号（＝MDコード）で示している（例えば頬部はCk1～5、側頭部はT1～2、ほうれい線はNL1～3など）。その場所の下には重要な血管が通っている場合は赤色で示して注意を促すなど、細かい気配りがされている。

す。

宮地　フィラーをやったことがあるって吹聴していた某外科医がいて、あるとき実際にやってみたら、失敗して注入剤が出てきたんですって。経験がなかったのがバレちゃった。彼なんかはMDコードを使って打ったほうがいいんですね。

宮田　そうかもしれません。フィラーはほかのものとは全くつながりがなくって、フィラーはフィラーのみでその医療が成立するんです。ある手技を習得したら、それがフィラー技術の上達にも役立っていたなんてことはないんです。そこがフィラーの難しいところです。

宮地　知り合いの娘さんが最近やったスレッドリフトは、形成外科のスキルが高くないとできませんよね？

宮田　スレッドリフトは、もともとは形成外科のスキルだったんですけど、今は皮膚科医が熱心にされています。

宮地　皮膚科医でもできます？

宮田　解剖さえわかっていれば。顔の脂肪のポジションというか脂肪のコンパートメントというのがあって、そのパーツがわかっていればできます。

宮地　ボトックスはどうですか？

宮田　ボトックスも解剖が大事です。

宮地　ですよね。結局機器を使わない施術ってのは、解剖が大事ですよね。その医師が解剖を勉強してるかどうかってのは、患者さんはどうやったら知ることができるんですか？　口コミでしょうか？　知るのは難しいんでしょうかね。

宮田　上手な絵を描く画家か下手な絵を描く画家かを、絵を見ないで知ろうとするようなものなので、診断を受ける前に医師の知識量を知るのは、難しいと思います。

宮地　機械を買わないで、フィラーをメインにやってる人もいますけど、それでもやっていけるんですか？

宮田　やっていけます。フィラーのほうが儲かります。

宮地　フィラーは儲かるんですか？

宮田　圧倒的に儲かります。

宮地　あっ、そうなんですか？　機械の投資が要らないから？

宮田　投資が要らないというのもありますけど、施術時間も短いし、1回やると患者さんがリピートしますから。

宮地　○○先生はそれで儲けてるんですね。

流行りの**ドクターズコスメ**については、どうお考えですか？

宮田　結局は法に縛られてますので、「医師がつくったんだからすごい」「濃度が高くて有効成分がたくさん入っている」とか思われがちですけど、そんなに違いは出ませんよね。

宮地　使えるのは決まってますからね。化粧品っていうのは、

ドクターズコスメ　皮膚科医（ドクター）や病院、クリニックなどが、開発に関わっているもしくは監修している化粧品（コスメ）のこと。

使っていいリストがあって、組み合わせるだけですもん。特に小さなメーカーは開発から製造まで全部外注してるし。ほかにつくる会社があるんですよ。医師がつくっているからいかにも良さそうに思われるけど、でも規制の範囲の中でしかつくってないから、そんなに飛び抜けていいものができるはずないんです。チラシなんかを見ると豪勢に書いてあるけど、大したもん入っていません。入れられるものは決まっているんですから。

しわについては、化粧品ではずーっと55品目しか効能効果が認められていなかったんですけど、最近久しぶりに56番目（乾燥による小じわを目立たなくする）が出たんですよ。それがポーラのリンクルショット。あれはちゃんと臨床試験をやって通ったんです。50年ぶりくらいの適用拡大です。新しい成分を入れるというのは、それくらい大変で、並の会社では絶対できないことなんです。だからどのドクターズコスメも、成分はビタミンC、コラーゲン、トラネキサム酸などで、ほとんど一緒。そのレベルだから、ドクターズコスメだから特別ってことはありませんよね。

宮田　おそらくブランディングが重要ですね。あと化粧品で大事なのは使用感なので、その辺の感覚に優れた医師がいいのをつくりますよね。

宮地　美容皮膚科クリニックでは、収入の2割くらいが化粧品らしいんですよ。みんなクリニックで買うんですよね。ぼくも「ミヤチ化粧品」をつくって売り出そうかな（笑）。

宮田　ミヤチ化粧品、ぜひ。うちのクリニックでも扱わせていただきます。

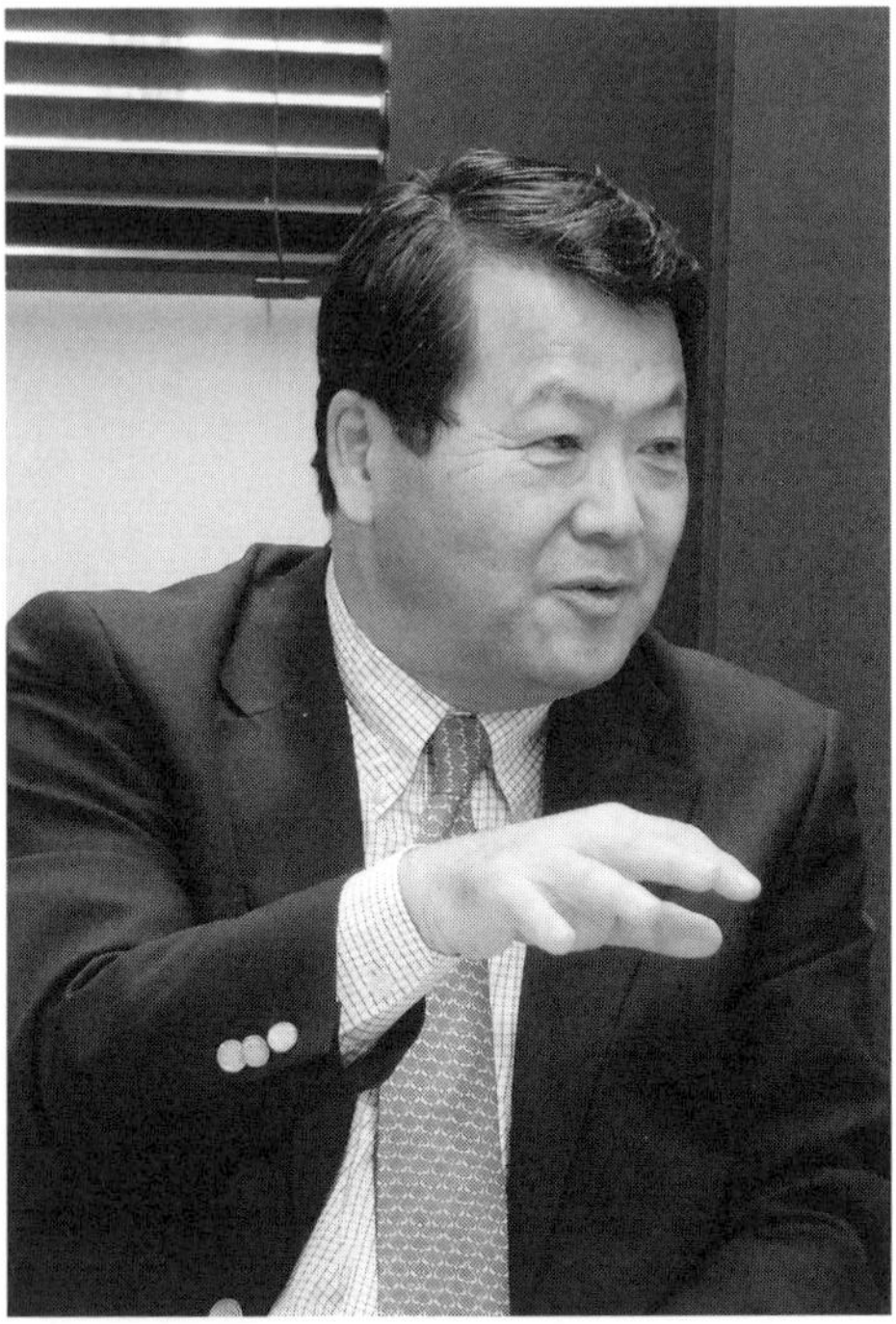

「ミヤチ化粧品をつくって売り出そうかな」

第2部

美容医療　受診のヒント

歴史

——美容医療の普及は技術の進歩とともに

宮地　ここから先は、個別の治療ではなく、美容医療がどんなもので、どんなことが今できて、医療機関を受診しようかなと思っている方のヒントになりそうなことを伺っていきます。

美容医療という言葉はいつ頃からあったんでしょう？　一般の人は昔「美容整形」って言葉をよく使っていましたよね。今も使います？

宮田　一般の方は「美容整形」も使います。

宮地　使いますか。美容整形の時代は、メスを使った美容外科しかなかったんですよね。ぼくらが美容整形って言葉を聞いたときは、**重瞼術**《じゅうけんじゅつ》とか、そういうイメージでした。

重瞼術　一重まぶたを二重にする手術

宮田　美容整形的な治療は、戦前からあったみたいです。鼻に象牙を入れている女性がいました。

宮地　昔はむちゃくちゃやってたんですね。

宮田　むちゃくちゃでした。戦後しばらくしてから美容整形っていう言葉が出てきて、それが流行りだしたんです。

ぼくのボスは**十仁病院**《じゅうじん》にいた医師で、もうとうに亡くなっていて、今生きてたら100歳くらいになってる人なんですけど、戦後すぐに美容を始めました。

宮地　十仁病院はなんで美容を始めたんですか？　宮田先生のボスは、どこかに習いに行ったんでしょうか？

宮田　いや、たぶんぼくのボスは、誰からも習ってないと思います。もともと十仁病院は総合病院で、ぼくのボスも眼科医だったんです。十仁病院の眼科が普通にあって、戦後すぐですかね、普通の眼科診療をやってたところに重瞼術もやるこ

十仁病院　東京・新橋にあった日本の美容医療の先駆け医療機関。テレビCMが赤色のバックに白い文字、BGMが童謡「浜辺の歌」という視聴者に強い印象を残すものであったため、1980年代の東京近郊では、美容外科＝十仁病院という認識の人が多かった（近畿地方ははぎや整形？）。現在は十仁美容整形の名称で銀座に本院を持つ。

とになって、それでなんだか知らないうちに自分も美容になったって言ってました。

宮地　きっとそっちのほうが、患者さんがたくさん来たんでしょう。誰もやらないニッチな市場があったんですよ。皮膚科もそうですよ。美容皮膚科なんて誰もやっていませんでしたもん。

　ところで、どうして美容形成にはならず美容整形になったんですか？　わかりやすいからでしょうか？

宮田　**形成外科**はまだなかったからです。

宮地　形成外科もあったでしょ？

宮田　なかったんです。美容整形ができたときには、形成外科はありませんでした。美容整形っていう言葉が先にできたんです。第二次世界大戦後くらいから、メスを使わず注入による施術方法が現れ、発展してきたという歴史があります。**パ**

形成外科　身体表面の見た目がよくないところ（傷跡や変形等）をきれいに治す診療科。言葉の響きが似ているから混同されがちな整形外科（「けいせい」と「せいけい」）は、骨や関節、筋肉など運動器の機能の改善目的とした治療をする科。両科の診療内容は異なる。転倒して肘を強打した患者に対して、傷跡をきれいに治すのは形成外科。リハビリや手術をして腕が動くようにするのが整形外科。

パラフィン　石油からつくられる非吸収性注入剤。鼻や胸を高くする手術などに使用されたが、吸収されない注入材だったため炎症や組織変形を起こし、さらにはヒトアジュバント病を引き起こす原因物

ラフィンとか**オルガノーゲン**っていう材料を使った注入が、行われるようになりました。

宮地　パラフィンとオルガノーゲン！　ありましたね。豊胸術もありましたよね？

宮田　豊胸もありました。胸や鼻、宍戸錠さんの頬とかですね。あと、陰部に入れたら大きくなるというのもありました。

宮地　宍戸錠さんは何を入れてたんですか？

宮田　オルガノーゲンです。ところがこのオルガノーゲンがあちこちでトラブルを起こしたんです。注入してしばらくはいいんですけど、のちに異物反応が出て、**ヒトアジュバント病**を引き起こしたため、社会問題化したんです。そのとき患者さんが「診てほしい」と、東大の整形外科を訪ねたんですね。なぜかというと「美容整形」と「整形外科」と似た名前だったので。

質になった。

オルガノーゲン　今となっては何からつくられていたのか謎（成分不明）の注入剤。パラフィン同様、ヒトアジュバント病を引き起こす原因となった。

ヒトアジュバント病　隆鼻や豊胸などの目的で体内に注入されたシリコンやパラフィン、オルガノーゲンなどの異物が原因で発症する、膠原病もしくは膠原病のような症状が出ることの総称。

当時の東大整形外科教授が診されなくなって、院内に形成外科診療班をつくったのが、形成外科の始まりと言われています。美容整形のほうが先なんです。

宮地　そうですか。形成外科のルーツっていうのはいろいろあってね。整形外科がルーツの人と、皮膚科がルーツの人と、耳鼻科がルーツの人と。京大は耳鼻科と皮膚科から合体して、最初の形成外科の教授は耳鼻科の出身なんですよ。大学によってずいぶん違うんですよね。

海外では、もう**プラスティックサージェリー**ってありました？

宮田　はい、ありました。アメリカでは普通にありました。日本でも実は第二次大戦中に、既にプラスティックサージェリー的な治療は行っていたそうです。形成外科という診療科がなかっただけで。**銃創**《じゅうそう》で顔が欠けた人に、今でいう**皮弁**《ひべん》

プラスティックサージェリー　英語表記はplastic surgeryで、日本で言う形成外科のこと。

銃創　銃弾による損傷

皮弁　皮膚の欠損部に別の場所(同一人物)の皮膚を切り取って移植する方法、もしくはその切り取られる部分のこと。

で顔をつくってたっていう資料が、自衛隊の衛生学校にあります。ぼく自衛隊にいたので、教わりました。

宮地　皮弁は、形成外科の基本的な手技ですもんね。まあ一般の人に美容整形ってのが流行り出して、二重まぶたにするとかメスを使ったものがあって、レーザーが出てきたのはもっと後で、その前にメスを使わない、今でいう美容皮膚科みたいなのが出てくるんですね。

宮田　はい。ヒトアジュバント病が日本で大問題になって、注入系がグッと廃れて、外科が中心になっていって、その後1980年代終わりか90年代はじめくらいに、コラーゲンが出てきました。同じ頃、あざの治療がドライアイスやアルゴンレーザーになり、Qスイッチレーザーになるって形で、併せて**ダウンタイム**がなくなってきて、どんどん変わっていきました。

ダウンタイム　治療後の赤みや腫れが引いて、皮膚の状態が落ち着くまでの期間、もしくは普段の生活に戻れるまでの時間のこと。

宮地　そうすると今で言う美容医療っていうのは、美容整形っていう言葉の代表するものから始まって、１９８０年くらいから注入フィラーとレーザーという二つの技術革新が出て、かなり進歩して、そして受け入れられるようになったということですね。

宮田　はい。そして、一般に普及しました。

プチ整形
——お手軽さは言葉から

宮地　今の施術は、メスを使わないのが主流なんですか？

宮田　使わないほうが圧倒的に主流になっちゃいました。とくに2002〜2003年にプチ整形っていう言葉が出て、メスを使わないお手軽な整形というイメージも広がりました。

宮地　プチ整形、あった、あった。今はよく耳にしますよね。ヒアルロン酸で鼻を高くするとか。

宮田　アイドルが鼻を高くして、ヘンな形になっちゃったって話題も、2000年代のはじめに出ました。そのとき**プチ**という言葉から、気軽にファッション感覚でできるっていう雰囲気になり、美容が一気に広まったんです。ぼくが2000

プチ　フランス語（petit）で「小規模な」。

年くらいに美容医療に参入したときには、ちょっと後ろめたい業界だったんですが、プチ整形って言葉が出てから、雑誌で特集を組むまでに一般化しました。その頃、雑誌の特集によく出てたんです、ぼく。

宮地　言葉が変わっただけで広まったってこと？

宮田　今のＳＮＳに通じると思うんですけれど、言葉っていうのはすごく大事なんだなあと思います。

宮地　技術が進歩して、しかもダウンタイムがなくなって週末にポッと受けられるのであれば、そりゃあ人気に火がつきますよね。日本人は親からもらった顔にメスを入れないとか、そういう心があったじゃないですか。今は、それもほとんどかなぐり捨ててる感じですよね。宮田先生にフィラーでリフトアップしてもらった、知り合いの娘さんの話をしましたけど（33ページ参照）、親御さんは「アメリカでちょっとレーザーをやってるのよ」と言われて、「えーっ⁉　親があげた顔をどう思ってるんだ？」って驚いたみたい。でも本人はなんとも思ってなかったそうだから、だいぶ変わりましたよね。

悪いことではないと思うんですよ。技術の進歩に裏打ちされて、プチ整形として気軽に受けられる。社会がアクセプトしているってことだけど、そのためには安全性はもちろんだし、コストパフォーマンスもよい、つまりリーズナブルだというようなところがないと、これは達成できなかったでしょうね。

宮田　今、過渡期になっています。安全性はメーカーさんが一生懸命努力して固めたんですが、そうじゃないところをどんどんやってしまう医師がいます。自分を売りたいっていうんですかね、自分はもっとすごいぞってアピールをするために「こんなことやってます」みたいな、安全性も理論の裏付けもないものを勝手に実績として積み上げているクリニックがまだあります。患者さんも情報を集めますので、いずれそういうのは通じなくなって、淘汰されると思います。今まさに変わりつつあるなという印象です。

宮地　美容医療も今はデータとか**エビデンス**が出てきてるでしょ。昔は経験だけでたくさんやって、「これでいいんだ」っていうのが多かったようですけど、それも許されなくなるでしょうね。

宮田　既に厳しくなってきてると思います。ただ一方で若い医師は、専門医も取らずにポンと美容の業界に入ってきて、それこそ**研修医**を途中でやめて入ってくる人たちも多くなってきてます。

宮地　ぼくはそこが問題だと思うんです。皮膚科でも美容整形でも負の歴史があります。パラフィンやオルガノーゲンの注

エビデンス　証拠。「エビデンスに基づく治療」と言ったら「これがよいと言える証拠がある治療」という意味。医療で使われる場合「きちんとした科学的な裏付けがある」といったニュアンスが含まれる。

研修医　医師国家試験に合格した医師は、初期臨床研修（初期研修）を受けなければならず、この初期研修中の医師を研修医と呼ぶ。初期研修は、基本的な診療能力の養成を目的としており、2年間掛けて内科、救急科、外科、小児科、産婦人科、精神科、地域医療などの診療科をローテートしなければならない。医師がどの科も診療できるのは、この研修によるところが大きい。初期研修が終わると、ほとん

入で人工的な豊胸術をやって、ヒトアジュバント病の患者さんがたくさん出ましたからね。コラーゲンもアレルギー反応があったし、その後ヒアルロン酸になって、ようやく安全性が高まった。それとともに患者さんが増えてきた。過去の失敗に学び、安全性のマイナス面を克服して、信頼を勝ち得てきたんです。ところが医師も増えて、誰でも参入できるという流れが生じてしまって、いわば無政府状態をつくっている。もしかしたらまた負の歴史をつくってしまうかもしれない。これが大きな問題ですね。

さっきの皮弁なんてのは、技術がなきゃできませんよ。形成外科の大事なスキルでしょ。だから美容整形だってトレーニングをやらないと、本当は施術できないんです。注入だったら誰でもできそうに思うかもしれないけれども、体には注射しちゃいけない箇所というのがあって、**注入剤が血管に**

どの医師が専門医を目指して3〜5年間の専門研修プログラムに入るが、この専門研修中の医師を専攻医と呼ぶ。以前はこの期間の医師を後期研修医と呼んでいたため、専攻医を広義の研修医として呼ぶこともある。

注入剤が血管に入ったら　フィラー注入剤の血管への誤注入や血管周囲への注入による血管圧迫は、血管を詰まらせ、皮膚壊死や失明、脳梗塞につながる危険性がある。

入ったら大変なことになるとか、それを理解した人でないとやっちゃいけない。副作用のことも知っていなければならないし、レーザーだってレーザーの理論がある。だけどメーカーがマニュアルをつくって、この通りやればできますよってなると、ぽっと出の何のトレーニングも受けてない医師が、自分でもできると思っちゃうじゃないですか。

例えば炎症後色素沈着が起きてる。これが何によるものなのか、ちゃんと診断をして、対処法を考える。皮膚科では絶対に学ばなくちゃならないスキルですよ。皮膚科専門医だったら「これはかぶれの後の炎症後色素沈着だろう」とか「これは紫外線だな」とかわかるんです。だけどスキルのない医師には全然わからなくて、わからないまま治療をして、その自分の治療が効いてるのかすらわからないということも起きてくる。そういう人たちがどんどん参入してるんですよ。

宮田　やっぱバックグラウンドが必要でしょうね。

宮地　バックグラウンドを持っている人が、サブスペシャリティとして美容医療に就くことが大事です。しみにしたって、診断がありますから。例えばＡＤＭの患者さんが来ました。診断でＡＤＭだとわかれば、立ちどころにレーザーをやると思うんです。だけど診断ができない医師は、まず肝斑だと言い出した。それで美白剤を使ってみたものの効果がなかった。そして次はこれをやろう、その次はこれって、いろいろ試して最後にレーザーをする。ぼくらなんかからしたら「なんだそりゃ？」ってことなんだけど、クリニックにしたらそのほうが儲かるんです。出来高払いだから。何べんも失敗したほうがお金が入るんです。だから医師はＡＤＭだと診断できなかったとしても全く気にしない。宮田先生みたいに正しく診断して、すぐ治しちゃったら、１回分しか診療費は入らない。

おかしな話です。

実際ぼくが見てても、「昨日まで麻酔科でした」「婦人科でした」って人が、「今日から美容皮膚科医です」「こんど美容外科をやることにしました」って言うんですから。ぼくの知ってるある美容医は、もともと内科医なんですよ。あるとき突然美容外科医になって、今では美容医療のカリスマと呼ばれて、重瞼術もやってるらしいんです。どうなってんだよって思うけど、でもそれが通っちゃう。本当はスキルがない医師にはできない学問だということを、ぜひ患者さんにはわかってほしいと思います。

美容外科の学会
——JSAPS vs. JSAS

宮田　美容医の専門医制度については、JSAPS《ジェーサップス》とJSAS《ジェーサス》という二つの学会が併存する問題があります。

宮地　どっちも日本美容外科学会。全く同じ名前なんですよね。JSAPSとJSASという英語にしないと、誰も区別がつかない。日本語だと全く一緒って、ひどい話です。患者さんも区別がつかないでしょう。今日も静岡駅で、美容外科専門医って書いてある広告がありましたけど、どっちかわかりません。たぶんJSASだと思いますけど。

宮田　もともと美容整形って言われた時代は、形成外科医は美容外科をやらなかったんです。

JSAPS　Japan Society of Aesthetic Plastic Surgery の略。宮田先生は形成外科専門医でもあるので、JSAPSに所属している。

JSAS　Japan Society of Aesthetic Surgery の略。

宮地　皮膚科も、昔は美容皮膚をやりませんでした。

宮田　やらないから、その間形成外科医ではないグループのJSASは自由にやってて、どんどん医師の数が増えていって。それでちょっと揉めごとが起きたんです。

宮地　それいつですか？

宮田　最初に採めたのは、診療科をつくるときです。診療科として形成外科をつくるとき、当時の厚生省から唯一つけられた条件が「美容をやらないこと」だったんです。それでOKをもらったのに、その翌年になぜか美容外科が診療科に加わったんですよ。

宮地　それはかなり政治的ですねえ。

宮田　そうなんです。形成外科が「美容外科をやるなと言われたから、われわれは言いつけを守っているのに、新たに美容外科の標榜が認められるのはおかしい」って、新設反対を唱

JSAS と JSAPS

英略名	JSAS	JSAPS
正式英名	Japan Society of Aesthetic Surgery	Japan Society of Aesthetic Plastic Surgery
正式和名	日本美容外科学会	
目的	美容外科に関する研究並びに科学的知識および技術の普及発達と美容外科の学術上の地位の確立を図り、併せて会員相互の向上・発展を求め、医道に則り美容外科を通じ人類の健康と幸福の増進を図ること	形成外科学を基盤とし、美容外科に関心のある者のために、その知識の交換・学術研究の場を与え、社員相互の技術の進歩・発達を図るとともに、親睦と医道の向上を目指し、また他の国内外の関連学会及び団体と連携して、美容外科の発展と国民の福祉に貢献すること
設立年	昭和 41 年	昭和 52 年
会員数	1,248 名 (令和 4 年 3 月 1 日現在)	1,356 名 (令和 4 年 2 月 1 日現在)
正会員入会資格	日本の医師免許を持ち、会員 2 名以上の推薦を受けた医師	日本の医師免許と日本形成外科学会正会員の資格を持ち、正会員歴 5 年以上の会員と評議員各 1 名ずつの推薦を受けた医師
正会員年会費	12,000 円	15,000 円
その他		日本で唯一国際美容外科学会 (ISAPS) に認められた学会

えて頑張ったけど力及ばず、美容外科が診療科として認められてしまいました。すると今度は、美容整形の医師たちが「形成外科は美容をやるな。美容外科が別にある」って言って形成外科を排除し始めたので、形成外科医は「話が違うじゃないか」と反論し始めた辺りから、ぐちゃぐちゃになったんです。それで形成外科系のＪＳＡＰＳと、非形成外科系のＪＳＡＳという、二つの学会ができました。

最初は揉めていたんですが、その後学会が二つあることによって、専門医のことなどいろいろ問題が生じて、厚生労働省が「同じ名前の学会が二つあるのを何とかしろ」って言ってきたのもあって、ＪＳＡＰＳとＪＳＡＳが学会同士話し合って、合併しようかっていう話になったんです。ただ日本形成外科学会のほうでは、昔美容整形グループが診療科として美容外科を通したときのことを知っている重鎮が、「何で

サブスペシャリティ　基本領域（93ページ参照）の専門医を取得した医師は、さらに細かく分かれた、より専門性の高いサブスペシャリ（ル）ティ

そんなのと一緒になるんだ！」みたいに怒って、合併に反対しまして。結局双方で反対が多くて、ポシャったんです。今でもそういう根深いバトルが、ずーっと残ったままです。今の若い医師は知らないんですけど。

宮地　今、ＪＳＡＰＳとＪＳＡＳそれぞれに美容外科専門医っていうのがあって、ぼくの見たところＪＳＡＰＳ系はみんな誇りを持っているように思います。

宮田　ＪＳＡＳの美容外科専門医は、どんな医師でも書類を出せば取れます。ＪＳＡＰＳは形成外科専門医であることが美容外科専門医取得の条件で、さらに手術の症例を提出しなければならないので、外科でない医師は取れないんです。

宮地　皮膚科学会も美容皮膚科・レーザー指導専門医制度をつくって、**サブスペシャリティ**として皮膚科専門医の**2階部分**に乗っけました。ただあまり医師がいません。美容皮膚科・

と呼ばれる領域の専門医を取得することができる。上記本文のように、皮膚科専門医がサブスペシャリ（ル）ティとして美容皮膚科専門医を取得できるし、外科専門医であれば、次のステップとして心臓血管外科専門医の取得が可能。

2階部分　専門医制度では、基本領域を1階、サブスペシャリ（ル）ティ領域を基本領域の上に成り立つものとして2階と表現する。

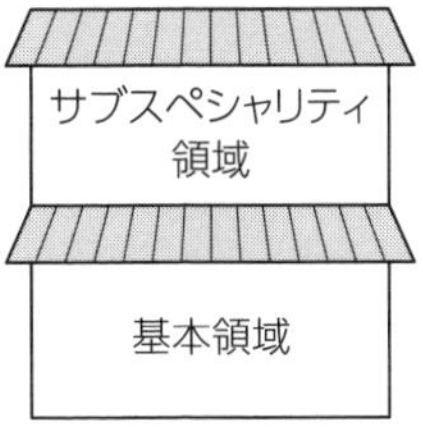

レーザー指導専門医を取った医師は、数十人しかいないと思います。厳し過ぎて。

宮田　何でもそうですね。制度を厳しくするとなかなかついて来ませんね。今若い医師が、皮膚科や形成外科の専門医を取らずに、美容医療にドロップして行くのは、そのほうが早いからだそうです。彼らは、専門医を取っても、メリットが何ひとつないって言います。

宮地　そういう背景があって、簡単に参入するようになっちゃったんですね。

宮田　とくに大手美容チェーンの存在が大きいと思います。どんどん青田買いをして、若い医師を自分たちで教育して、一人前にしていくっていうシステムをつくったので、若い医師が美容に流れやすくなっています。そのシステムが間違ってるとは思わないんです。ろくにトレーニングもしないまま移ったとしても、結局移ってから腕を磨く努力をしなければならないという点では同じですから。ぼくは「広く視野を持って、専門医を取ってからでも、移るのは遅くないんだよ」といつも若い医師に言ってます。

けど、専門医を取ってない医師がダメかって言うと、必ずしもそうではないんです。専門医でなくても優秀な医師はいるし、ＪＳＡＳの中でも海外に出て学んだり、解剖をずっと続けてたりするなど、われわれより勉強している医師もたくさんいます。だから一概にさっさと美容に移った医師はダメとは言えないし、ＪＳＡＰＳの医師はいいなどとも断言はできません。

形成外科の専門医を持っていても、美容なんてやってない医師もいますからね。皮膚科専門医もそうだと思うんですけど、レーザーなんか触らせてもらう機会もなく美容医になって、開業するときにレーザーを買ってバンバンと打つんだったら、大手美容チェーンでレーザーを打ってる医師のほうが、よっぽどうまいんです。もしぼくが患者で、皮膚科専門医で美容医療2～3年目の医師がフィラーを打つのと、大手美容チェーンに1年いた医師がフィラーを打つのと、どちらかを選べるんだったら、絶対大手美容チェーンを選びます。上手ですから。

宮地　確かに、そういう逆転現象は生じていますよね。正しい流れに持ち込むのであれば、専門医を取るときに美容もちゃんと学ぶ機会を与えてやればいいと思うんですけど。

患者さん
――インターネット世代は知識も豊富

宮田　インターネット世代とも呼ばれる今の若い人は、インターネットで結論を出したがるように感じます。インターネットで調べまくって、このクリニックは素晴らしいと思って行ってしまいがちです。そうじゃなくて、少なくとも美容クリニックに関しては、インターネットの情報というのは客観性がないという前提で、動いたほうがいいんじゃないでしょうか。自分の正しい症状もわからないのに、インターネットで調べて「こういう治療をやってほしい」ってクリニックに来て、「その治療はあなたの症状には向きません」って言うと、プイッと帰っちゃう若い患者さんもたくさんいます。

宮地　患者さんの行動というのはそういうもんですよ。自分の結論ありきで、自分の主張を受け入れてくれる医師をまず探す。**ドクターショッピング**をするんです。例えば**ステロイド**は嫌だと思うと、ステロイドを使わなさそうな医師を探すんです。だけどヘンな知識で自分の結論を出すのはよくないし、やっぱり医師の意見を聞いたらいいと思うんですけどね。

インターネット社会になる前はどうだったんですか？　インターネット社会はたかだかこの20年くらいじゃないですか。その前もやっぱり美容医療がありましたけど。

宮田　ぼくが美容をやり始めた当初はインターネットの黎明期だったので、うちも最初の患者さんはインターネットで知ったという人でした。西暦２０００年くらいの話です。その前90年代、ぼくが見学に行かせてもらっていたクリニックは、いろんな媒体に広告を出していました。だからぼくがこの業

ドクターショッピング　病院やクリニックの診療に納得できず、別の医療機関へ行き、けれど同じような診療だったのでまた別の病院へ行く……というように、医療機関を次々とあるいは同時に何カ所も受診すること。青い鳥症候群とも言う。

ステロイド　左右の腎臓の上端にある副腎からつくられる、副腎皮質ホルモンの成分を合成した薬のこと。炎症やアレルギーを抑える効果があり、多くの病気の治療薬として使われている。副作用が怖いとの認識が強いため、拒絶する患者も少なくないが、基本的に医師は副作用が出ない分量を処方するので、指示通りに使っていれば良い効果を得ら

界に入って、自分のクリニックを開業するってときに、まずれる。
先輩方に「電話帳広告はもう頼んだ?」って訊かれました。

宮地 なるほど。あと電柱広告とか?

宮田 それです。そこからスタートです。電話帳広告はまだ頼んでなかったから、「電話帳に載せたほうがいいんですか?」って訊いたら、「載せなきゃダメだよ。患者さん来ないよ」って怒られました。あとクリニックの見た目、明るくてきれいだったり立派だったりする建物だと、患者さんが行く気になるって聞きます。

宮地 知り合いの病院の近くに、ひどい外科クリニックがあったんです。そのクリニックのウリは「うちは抗がん剤で副作用が出ません」なんです。実態を見たら、抗がん剤を半分の量しか投与してないいんです。そりゃ確かに副作用は出ないかもしれないけど、治りもしませんよ。それで治らないと、その知り合いの病院へ患者さんを送ってくるんですって。患者さんがかわいそうなんですけど、そのクリニックの建物が小綺麗で、どんどん宣伝しているから、インターネットに次々と口コミが載る。すると患者さんはそこへ行く。犠牲者が出る。この繰り返しらしいんです。宣伝や建物に騙されちゃいけないという例ですね。

宮田　宣伝による犠牲者ですね。

宮地　ほかに患者さんは価格なんかも気にしますか？　リーズナブルだと飛びついちゃうとか。

宮田　値段に関しては、もちろん気にします。若い方が多いんですけれども、ある一定以上の年齢の方も気にします。逆に全く気にしない方もいらっしゃいます。高いほうがいいっておっしゃる方もいます。

宮地　レストランと一緒ですね。

宮田　そうですね。高ければおいしいと思うのと、一緒のようです。それだけしっかりしてるんだろうって。
あと医師と患者さんの相性も重要です。

宮地　相性はありますよね。

宮田　ぼくのクリニックでも、ぼくのことを嫌がる患者さんがいます。施術後に「失敗した。来なきゃよかった」と言う患者さんもいます。主観がすべてですから、ぼく自身施術がうまくいったと思っても、患者さんは失敗したと言うこともあるので、そこが美容医療の難しいところです。ぼくが「成功した。うまくいったなあ」と思って、患者さんに「どう?」って訊いたら「よくなったのか全然わからない」と言われることもしょっちゅうです。

宮地　施術する前に話し合って、ゴールを決めておくなどしておかないと、そういうギャップを生じますよね。

宮田　そこが相性なんだと思います。患者さんとのコミュニケーションで、波長が合うというか、完全に話が一致していれば、ゴールももう見えてるので。

宮地　だいたいわかりますよね。「この人、合わないな」「見てるとこが違うな」とかね。

宮田　患者さんからすると、医師選びはやっぱり1回行ってみて、相性が合うかどうかを確認することも必要ですね。

宮地　大体みんな最初は相談するんでしょ。いきなり施術はしないでしょ？

宮田　昔はそうだったんですけど、今は「えー？　今日治療してくれないんですか？」って言われます。皆さんやる気満々でいらっしゃいます。

宮地　ダウンタイムがあることも、知ってるんですか？

宮田　もうわかってます。それもやっぱりインターネットで調べるんですよ。事前に患者さんが、情報をたくさん得てから来てくれるので、やりやすい面もあります。「これだったらたぶん2週間くらい内出血しますよ」と言うと「ああ、わかってます。そのつもりで来ました」とか言ってくださいます。クリニックの評判ではなく、症状や施術についての情報は、患者さんもいろいろ調べるに越したことはないと思います。

宮地　ぼくもインターネットでアブレーションを調べましたよ。頻脈になるとか熱が出るとか書いてあって、そーかそーかって。医師はあまり説明してくれませんでしたから。

宮田　そういうインターネットに載ってる経験談などの情報は、有益ですよね。

トラブル
——医師の技量が試される

宮地　さっき「成功した」「全然わからない」といった、医師と患者さんの主観の違いの話がありましたけど、やっぱりトラブルは多いでしょ。それは技量を巡る問題というのもありますかね？

宮田　技量を巡る問題が半分だと思います。

宮地　さっきお話しになったように、トレーニングを受けてない人がいきなりやるから？

宮田　トレーニングを受けてない人がやるのは論外ですけれど、どんなにトレーニングを積んでいる医師でも、われわれの業界は新しい機械と技術がどんどん出てくるので、いつもうまくいくとは限らないんです。その医師にとってその施術が何例目なのかっていう問題もあると思います。

美容医療には、新しいものがいいっていう風潮があって、とくに患者さんがそう思ってるので、われわれも新しいものにトライせざるを得ないんです。レーザーでも何でも、当然初めて打つ患者さんがいるので、どんなベテラン医師であっても、１００例やった人よりも1例目のほうが下手ですよね。だから技量を巡る問題というのは、医師としての経験年数だけでなく、治療ごとの経験数も影響してきます。

宮地　技量をめぐる問題は、例えば**眼瞼下垂**のように本当に難しい手術がありますけど、最近はメスを使わなくなって、しかもマニュアルができて、少しは減りましたかね？

宮田　かなり減ってると思います。レーザーであれば、たぶん診断が最重要になってきていると思います。

眼瞼下垂　30ページ参照

宮地　診断も技量の一つですね。ただ施術に関しての技術というのは、昔のような手術に比べると、あまり差がなくなってきたと言えますかね？

宮田　そうですね。例えば1年目の医師と10年目の医師で、仕上がりが全く違うかっていうと、大差ないと思います。

宮地　ぼくはいつも思うんだけど、レーザーにしても新しい機械がどんどん出るじゃないですか。すると古い機械を数年間使い続けて熟練レベルに達していても、新しく出た機械がその熟練技術の上を行ってしまうことは、当然ありますよね。そこでまた新しいスタートラインに立って、設定から学ばなくちゃいけないっていうのは辛い面だし、そういったいわゆる機器依存性というのは免れませんよね。でも機器は、これからまだまだ開発されますか？

宮田　もうある程度上が見えてきている部分もあるので、革新的なものは出づらくなってはいるんですが、でも新しい機器をつくらないとメーカーは儲からないので、必ず出してきます。

宮地　宮田先生のブログを見ましたけど、機械の購入に数千万円使ってるんですね。例えばピコレーザーを買いましたと。ピコレーザーは何千万円もしますよね？

宮田　ピコレーザーは2000万円くらいです。

宮地　それリースでなくて、買うんですか？

宮田　買います。

宮地　それは当然回収しようと思いますよね？　使わないと元が取れない。でも、患者さんが少なければ使えないし、新しい機械も買えないから、古い機械を使い続けざるを得ない。そういう「機械のクリニック間格差」はどんどん広がりますよね。

宮田　そうですね。新しい機械を次々入れているクリニックは、資金がある。資金があるということは、クリニックの経営がうまく行っていることの裏返しでもあるので、その経済面を見るのも医師選びの一つの手段だと思いますね。患者さんが来ないクリニックは、機械を買えませんから。

宮地　ぼくのレーザー施術をされた先生は、すごくたくさんの機械を並べて写真を撮ってました。経営がうまくいってるのかな。

トラブルの話に戻りますけど、技量の問題ということでは、トラブルが起こったときの技量もありますよね。

宮田　それはけっこう大事で、施術はいつもうまくいくとは限りません。レーザーをいつもと同じように打っても、皮膚の反応は人によって全く異なるので、トラブルになったときに、そのあとどうやって治すかっていうことは、専門医の技量です。専門医を持ってない医師は、経験という技量でカバーするしかありません。

宮地　ぼくは二種類のレーザーを打ってもらったんですけど、先生がぼくの肌を見て「ここがこうだからこっちはCO_2レーザーをやる。こっちはこうだからQスイッチレーザーをやる」ってパッパッと決めるんです。判断して、そのあとの施術はあっという間でした。だから「判断」ということが大事なのかなと思いましたね。

技量の中には、この病気にどの機械を使うか？　どういう手法を使うか？　それを判断する技量というのもあると思うんです。単に機械を使う技量ってのは、マニュアルでいいと思うんですよね。それからトラブルが起こったときにどう対処するかという技量。ぼくが先生からもらった説明書に「この場合こうするから、こうしてください」とか、山ほど書いてありました。
今は**インフォームドコンセント**は徹底してるんですか？

宮田　必ず悪い話をしなければならなくなりました。それを患者さんが忘れていると困るので、例えばしみであれば、ビジュアルで見せるようにしています。色が戻る話でも、グラフを描いて「こう戻ります」と言います。患者さんもビジュアルで見ると、残って忘れないようです。

宮地　紙で渡すんですね。

宮田　紙でも渡します。けど患者さんはたいてい読まないんです。「こないだの紙はありますか？」って言うと「どっか行っちゃった」とか言われがちです。

宮地　ぼくが先生にもらった紙にも、確かに書いてありました。書いてあるんですけど、もうちょっと詳しく説明してほしかったな。あまり口頭での説明はなかったので。

インフォームドコンセント　医療行為を受ける前に、患者や患者の家族が、医師や看護師からわかりやすい説明を充分に受け、疑問点があれば解消し、内容について納得したうえで、その医療行為を受けることに同意すること。

宮田　説明に関しては、若い医師とか女性医師は、丁寧に話をして上手ですね。痒いところにヒュッと手が届くように説明すると、やっぱり患者さんにとっていい医師になります。技量とは別の話ですし、医師選びという視点から見ると、丁寧に説明してくれる医師が、腕がいいということにはつながらないので、難しいところですけどね。

宮地　説明の時間はペイされませんよね？　でもそこにお金と時間を掛ける。それは一つのサービスですよね。

　技量っていうのはいろんな意味があります。診断して判断する技量、施術の技量ももちろんあるでしょうし。フィラーなんかは技量が強いでしょう。「どこに」「何を」「どれくらい」「どの方向に」「どんな深さで」とか、ものすごい。一度フィラーの施術を見せてもらいましたけど、これは技量だなと感じました。解剖を知ってないと危ないし。昔から美容をやってる医師は、解剖を自分で勉強したんでしょうか？

宮田　昔は浅いところに打ってたので、解剖が要らなかったんです。真皮、皮下組織、皮膚直下、筋肉、靱帯、骨と、だんだん深いところを打つようになって、解剖が必要になってきたんです。

宮地　当然血管に入らないようにはしてたんでしょ？

宮田　解剖が要らないくらいに浅いと、血管にも入らないんです。その後、日本では**古山先生**の登場で、ダイナミックな解剖が広く知られるようになりました。

宮地　古山先生は解剖もやってるんですか。いいなあ古山先生。イケメンでかっこいい。ひげ生やして。モデルみたい。

宮田　古山先生はかっこいいうえに、新しい打ち方の旗手でもあります。

古山先生　古山登隆（ふるやま・のぶたか）先生。医療法人社団喜美会自由が丘クリニック理事長。

お金

――安すぎる広告にはウラがある……かも

宮地　お金を巡る問題もありますか？

宮田　お金を巡るトラブルもよく耳にします。患者さんが「話が違う」とおっしゃるパターンですね。いわゆる評判のよろしくないクリニックで多いのは、「初回５０００円」と謳《うた》っていながら、そんな金額で終わらないっていうトラブルです。

宮地　どういう構造？

宮田　もともとは脱毛サロンのやり方なんです。例えば「脱毛脇１回５００円」って宣伝していますけど、そんな額ではクリニックが儲かるはずないんです。で、５００円に釣られて患者さんがバーッと来たら、囲って部屋から出さず、大きい契約をさせるというしくみです。

宮地 そんなことやってるんですか⁉

宮田 全身脱毛数十万円。500円じゃ済みません。「うん」と言うまで帰れないそうです。

宮地 ひえー。怖いなあ。

宮田 **クロージング**という、エステの有名な手法です。だからクーリングオフの問題とか、消費者庁が非常に強く言っています。

宮地 ぼったくりバーみたいですね。

宮田 よく広告などに「無料カウンセリング」って書かれてますけれど、それはカウンセラーと称する人が主に行っています。一部の美容クリニックでは、医師はカウンセリングせず、カウンセラーしか見てくれないそうです。カウンセラーの女性が、治療法まで全部決めて、山盛りモリモリにオプション

クロージング クローズ（締める）は客と契約を「締結する」という意味。客を部屋に「閉じ込める」という意味ではない。

をつけて、パンパンに膨らませて「はい」って医師に渡すんです。医師にはモリモリにする技量がないので、それが一番儲かるんです。クロージングのテクニックがある**カウンセラー**が、給料がいいんです。

「痛くない麻酔、プラス2万円です」

「テレビCMでやってるのはあの方法ですけれど、あなたの目はあの方法では効果がなくて、代わりのこの方法でやればずっと持ちますよ」

とか言って、患者さんが「はい」って言うと、料金がガンガン上がります。「今この先生は特別に」とか、「今だけ特別プライス」とか、どれもありがちな誘い文句なんですけど。

患者さんが「払えません」と言うと「ローンがあります。月々たったの5万円です」とか言って、なんとか契約にこぎつける。そういうやり方を採るんですね。

カウンセラー 需要が多いのか、入れ替わりが激しいのか、「美容カウンセラー」で検索すると、求人情報がたくさん出てくる。

宮地　先生のところはカウンセラーがいないから、自分で全部やってるんでしょう？

宮田　自分でやってます。ほとんどのクリニックでは医師が自分でやっているんですけど、一部の美容クリニックでは、たまにカウンセラーを使っているようです。

宮地　要注意ですね。やっぱり医師もちゃんと喋れることが大事ですね。

宮田　そうですね。これも医師選びの視点かもしれませんね。カウンセラーが出てきたら要注意。

宮地　メガネ店に行くとあるんですよ。安いチラシに誘われて行ったのに、軽い、歪まない、遠近両用とかいろいろ加えていったら、トータルで10倍くらいになって、あれ？ってなっちゃう。同じ方法ですかね？

宮田　安い料金には裏があるってことですね。

宮地　宮田先生のところは料金表も書いてあるんですか？

宮田　うちはWebサイトに掲載してます。金額どおりで施術しています。

宮地　でも難しい症例もあるし、ケースバイケースでしょう？

宮田　料金表を出している以上変えるのはおかしいので、金額は変わりません。

宮地　そうですか。料金が出てることも大事ですね。

宮田　料金を明記していて、明記している料金通りかが問題ですね。

宮地　初回500円は危ない。

宮田　「一度お見積もりいたします」なんていうのは一番危なくて。見積もりがあること自体が本当はおかしな話なんです。「いくらです」ってWebサイトに記載されているのに、また見積もりしますって。見積もりで料金がどんどん上がっていく可能性があります。メガネ店のパターンですね。

宮地　なるほど。カウンセラーがいて、見積もりを出すってのは要注意ですね。

今思ったんですけど、チラシに「クリニック」って書くのは、医師でなくちゃいけないんですか？　「**保険クリニック**」ってのもありますよね。医師はいないみたいですけど。

宮田　そう言われると、クリニックって付くエステもありますね。チラシにクリニックって書いてあっても、医師のいるクリニックなのか、そうでないのかの判断は、難しいところですね。

保険クリニック　全国でチェーン展開している来店型保険ショップ。

医師選び
——なかなか予約の取れないクリニックはよい医師がいる？

宮地　やっぱり医師は専門性を持って、背景に奥行きのある人でないといけませんよね。トラブルのときにも困るし。だから患者さんはどういう基準で医師を選んだらいいかっていう話になるんですけど、宮田先生としては、どういう基準で選ぶのがいいと思いますか？　マスコミに出ている人がいいとか、イケメンがいいとか。

宮田　基本的にはその人のバックボーンであって、例えばその人の「自称」は絶対に信じないほうがいいですね。「自称なんとかです」っていうのは信じちゃダメです。

宮地　**自称カリスマ**なんて人も、いるんですか？

自称カリスマ　カリスマ美容師ならぬカリスマ美容医師とか？　名乗るのは自由。

宮田　たくさんいます（笑）。

「こんなに症例があります」って、症例写真をブワーッとインスタグラムに載せている医師も、そのまま信じないほうがいいと思います。若い医師は、症例写真を載せないと患者さんが来ないので、仕方ない部分もあるんですけれど。だから症例写真をたくさん載せて、アピールすることが必須になっていて、大手美容チェーンでは、医師に症例写真アピールを義務づけているところもあります。医師にとっては、患者さんの数が自分の収入に直結するので、勢い話が大きくなりがちです。症例写真を、丸々信用してはいけません。

宮地　その症例写真はインチキを出してるってことですか？さすがに失敗例は出してないでしょうけど、成功例は自分の症例じゃないってことでしょうか？

宮田　全部を否定するわけじゃないんですけど、自分の成功症例を加工しているのが多いし、うまくいってる写真と言っても、例えば10人施術して5人うまくいけば、成功例の5人を載せて失敗の5人は出さなければいいわけですから。症例写真というのは、結局うまくいった写真しかないから、あまり当てになりません。

宮地　患者さんは、医師がどういう背景かは調べられるんでしょうか？

宮田　調べられないと思います。

宮地　だめですかあ。確かに危ない医師が、略歴に「昨日まで精神科でした」なんて書くわけないか。

宮田　「私は世界的に有名です」って書いていても、論文を見たこともなければ、発表を聴いたこともない医師もいます。

宮地　そんなことを自分で書く医師もいるんですか。

どうしたらいいんでしょう？　一般の人は、どういう情報で医師選びをすればいいのかわかりませんね。

宮田　バックボーンを持ってる医師は、略歴や専門医を取得していることなどを、ちゃんと書いてらっしゃいます。

宮地　あー、むしろ書いてる人を選んだほうがいいってことですね。「自分は形成外科の専門医を持ってます」とか「トレーニングを受けました」とか。略歴が書かれている医師を選ぶ。それは一つのポイントですね。やっぱりまともな人は、ちゃんとバックグラウンドを出してる。ああ、この人はこういう専門医を持ってるってわかることは、大事かもしれませんね。われわれ素人のためにはね。

医師選びの二つ目のポイントは何でしょう？　見た目？　かっこいいとか、イケメンとか、きれいとか。だけど、イケメンなのが重要だったら、宮田先生のクリニックは流行りませんよね（笑）。

宮田　ええ、全く流行りませんね（笑）。

宮地　だけど宮田先生のところは流行ってる。先生の良さを、患者さんはわかってるってことでしょう？　それは口コミ？「あの先生よかったわよ」とか言ってくれるんでしょうか。

宮田　インターネットの口コミも、お金を出せば買える時代と言われているので、ネットの口コミも要注意です。評価が4を超えると怪しいと、ぼくらの間では噂されています。5点満点中3・8、3・9くらいまでの評価は正しい。でも4・5とか4・8とかになると、ほぼ業者が介在しているって。

宮地　食べログもそうなんですかね。あれ、信じちゃうんですけど。

宮田　少し疑ったほうがいいかもしれませんね。開業して1年以内なのに、すっごく口コミの多いクリニックがあるんですけど、評価が4・8とか4・9とかで、明らかに危険です。

宮地　でも宮田先生のクリニックみたいに、ちゃんとしたところに患者さんが来るのには、何かあるでしょ？　今言ったネットの口コミなり、患者さんの友だち同士の情報交換とか。宮田先生のところに患者さんが集まる理由は何ですか？

宮田　うちはもうほぼほぼ患者さんの紹介でしか来ません。会社の同僚とか、主婦の友だちに「こういうのやってくれるよ」って聞いて。あとはリピーターの患者さんで埋まっています。

例えばそのクリニックに1年間とか2年間通っているリピーターの患者さんというのは、満足しているから通い続けているんだと思うんです。満足している患者さんは、自分の行ってるクリニックを、知人に紹介してくれるんです。

宮地　なるほど、いいこと聞きました。満足ですね。満足というのは、けっこう主観的だと思うんですよ。だけど、満足していてリピーターになる、そして紹介してくれる。やっぱりそれがなかったら患者さんは行かなくなりますよね。

宮田　ぼくはいっつも飲食店と一緒って言ってるんです。全く宣伝はしてないのに、予約がなかなか取れない誰もがおいしいと思う飲食店は、リピーターも多いし、連れてきた友だちが、後日ほかの友だちを連れて行くから、常に満席なのであって、そういうお店は絶対に間違いありません。

宮地　グルメの宮田先生らしい喩えですね。

宮田　グルメなのはぼくの妻で、ぼくは妻が食べたいっていうお店に、一緒に行くだけなんですけどね。ちなみにお店の予約もぼくがしています。妻は「ここに行きたい」って言うだけデス。

宮地　宮田先生は、新規に来てくださいみたいなアピールは一切してないのに、こんなに忙しいんですか。ということは、宣伝などをしなくても、どんどん患者さんがいらっしゃるクリニックは、信じられるんですかね？

宮田　そう思います。宣伝してないのに忙しいところは、間違いないと思います。基本予約が取れないところは、間違いないんじゃないでしょうか。

宮地　予約が取れないほうがいいんだ。それは流行ってる証拠で、流行ってるってのはちゃんとした評価を受けて、患者さんが増えていると考えるんですね。

宮田　ダメだったら患者さんはリピートしてくれないので。クリニックもレストランと一緒で、リピーターの患者さんが多いからすぐいっぱいになっちゃうんです。電話したら「はい、今日どうぞ」って言うクリニックがあれば、「今日はいっぱいなので明日で」とか「1週間先で」と言うクリニックもあります。突然キャンセルが出たなどのケースもあって、一概には言えませんけど、その日1日が予約で埋まってるクリニックは、間違いないんじゃないでしょうか。

あとインターネットの口コミで患者さんが多くなっているクリニックは、若い人が行きます。若い人の情報源って基本SNSやインターネットなので、そのクリニックの患者さんが、口コミを見て来たのか、ほかの患者さんの紹介など口コミ以外なのかは、患者層を見ればわかるかもしれません。

宮地　インターネットに頼らず、自分の身の回りの経験者に相談してみる。大事なことかもしれませんね。

周囲に経験者がいなかったら、形成外科とか皮膚科に行けば、よいクリニックを紹介してくれるかもしれません。医師の紹介っていうのもありますか？

宮田　あります。医師の紹介は間違いありません。

宮地　形成外科にも皮膚科にも専門医がいますから、そういうところへ行って訊いてみれば、ヘンな人は紹介しないんじゃないでしょうか。例えばしみが気になったら、一度皮膚科へ相談に行ってみる。美容クリニックをインターネットで調べて、いきなり行くんじゃなくてね。

宮田　美容医療は、今日明日やらなきゃいけないってことはないので、医師選びに少し時間を掛けていただければと思います。

医師選びの視点（まとめ）

1. 自身のバックグラウンド（略歴等）をWebサイトなどで公表している医師は信用できる
2. 予約が取りづらいクリニックは患者さんの評価が高いと判断できる
3. 新しい治療用機械を次々と入れているクリニックは患者さんが多く経営が順調な証拠
4. 診断用機械を持っているクリニックはきちんと診断をしてから適切な治療をしてくれると判断してよい
5. 丁寧に説明してくれる医師が診療の腕もいいとは限らない
6. カウンセラーが最初にカウンセリングするクリニックは要注意（医師がカウンセリングしてくれるクリニックはOK）
7. 自分で探せなかったら皮膚科医や形成外科医に紹介してもらうのも良い方法

満足度——期待過多の患者さんには現実をきちんと伝える

宮地　満足度。これは患者さんにとって重要だと思うんです。さっき患者さんがリピーターになるといった話もありましたよね。皆が皆１００パーセント満足してくれるということはなくて、期待と現実の違いというのが当然あると思うんですけど、そこはどうやって解消するんですか？

宮田　最初の説明ですね。期待値が高い患者さんは圧倒的に多くて、特に初診の患者さんの多くは、夢みたいなことを想像しています。レーザーを当てたら全くしわのない顔になると思って来院なさる方に、いかに納得してもらうか。これは治療する前にもう勝負が決まります。

宮地　これはダメだと思ってやめることもあるんですか？

宮田　ぼくはやめます。患者さんに「やめましょう」と言います。「期待度が高いようですから、そこまで求めるのであれば、ほかのクリニックへ行って手術をしたほうがいいですよ」って、別の提案をします。

宮地　何が何でもこれをやってくれと、無理な注文を出されたときに、よそへ行ってくださいと言えるのも、**医師の技量**ですね。カウンセラーにはできないことですもん。

宮田　けれど他院へ行ってトラブルになって、結局うちに戻ってきて「治してください」って言われることもあります。「先生の言った通りでした。治してください。でもお金ないんです」となると、ぼくらの一番ツラいパターンです。

宮地　貧乏くじじゃないですか。

宮田　珍しいことじゃないんです。よくあります。カウンセリ

医師の技量

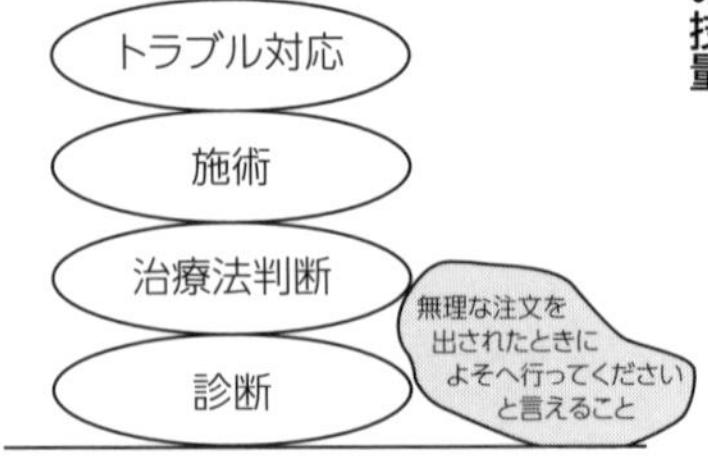

ングして、治療方法まで決まって、さあやりましょうって段になったら、スルーッとよそのクリニックに行って同じことをやってもらって、ところがうまくいかなかったからって、なぜだかうちに文句を言いに来た人もいます。

宮地　なんか危ない人だね。実際にトラブルが起きたら、どうやって解消するんですか？　患者さんは**消費者庁とか国民生活センター**とか、いろいろ訴えるところがありますよね。

宮田　そうですね。患者さんとしては、まずそれらに相談するのが一番いいと思いますし、もちろん医療事故であれば、ちゃんと弁護士を通して進めなければいけないと思います。

医療事故は、小さいものも含めるとどこのクリニックでも当然起こり得ます。そこで医師がカバーできるかどうかの技量が問題になると思うんです。後遺症なく治す、もしくは納得していただける状況に持っていく、これができるかどうか

消費者庁とか国民生活センター
国民生活センターは消費者庁所管の組織。ともに国が運営している。消費者センターというのもあるが、これは地方公共団体が運営している。組織は異なっていても互いに連携しているので、どこに相談しても同じように対応してくれる。

がわれわれの技量であって、腕の見せどころでもありますね。

宮地　クレームって多いでしょう?

宮田　皆さんそう訊いてこられますけど、幸いうちは少ないほうです。あったときは、ぼくは前面に自分で出て、自分で解決するようにしています。

宮地　**日本美容医療協会**というところで、保険を出しているじゃないですか。あれは医師の自衛ですか?

宮田　はい、自衛です。

宮地　先生も保険には入ってらっしゃる?

宮田　いくつか加入してます。

宮地　それで補償してくれるんですか?

宮田　上限はありますけども、補償してくれます。

日本美容医療協会　JSAPSが母体の公益社団法人。英略名はJAAM(Japan Association of Aesthetic Medicine)。

最近の美容事情
——流行っているからこそ正しい医療の提供を

宮地　さあ最後に最近の美容事情。歴史のところでちょっと伺いましたけど、プチ整形とかファッション感覚、この辺について先生の考えをお聞かせてください。

宮田　最近はSNSの流行なのか、リアルじゃない顔を求める患者さんが多くなってますね。

宮地　それを不自然と思わない。

宮田　みんなが加工されている顔なのに、「私もああなりたーい」になっちゃうんですね。目を大きくとか、**鼻の下を短く**とか。

宮地　写真で加工したらいいのにねえ。

鼻の下を短く　昨今、鼻の下が長いと面長で老けた印象を与えるから、短くしたいと思う若者が増えている。「鼻の下が長い」が、好きな女性にデレデレする男性を表すというのは、昔の認識になりつつある。

宮田　リアルに知らない友だちがみんなそんな顔だから「私の顔だけ違う」って思い込んで、いじる人も出てきているようです。あとは患者さんが「わたし、こう治療しました」と、インスタグラムに施術前と施術後の写真を載せるようになっているのも、影響を与えていると思います。「この美容クリニックに行ってきました」って、患者さんが堂々と載せるんです。医師が載せるんじゃなくて。

宮地　それ、半分宣伝もあるんですかね？　クリニックから載せてくれって言われて。

宮田　確かに**インフルエンサー**って呼ばれる人たちがやると、お金をもらえることもありますが、それではなくて、どうやら自主的にやってる人が多いようです。若い人たちはそういう投稿を見慣れているので、美容に対する抵抗がどんどんなくなってきています。あと最近よく**ルッキズム**って言われま

インフルエンサー　元々は「影響力を与えられる人」の意味だが、現在はSNSやブログで情報発信をし、フォロワーと呼ばれる読み手に情報を届ける人のことを指す。企業の商品を宣伝することで広告収入を得ている、職業としてのインフルエンサーも多い。

ルッキズム　外見重視主義。「見た目が美しい人ほど強い立場になる」など、見た目で価値をつける考え方。

すけど、ルッキズムが浸透してくると、患者さんが顔をいじりたくなるんですね。

宮地　韓国みたいな感じですか？　韓国はルッキズムの代表的な国だと思うんですけど。

宮田　韓国は、きれいじゃないといい結婚ができないっていう考えですよね。手術で美人になると、旦那さんの偏差値がいくつ上がるなどと言われてます。美人が幸せになれるっていう前提のルッキズムなので、日本とはベースが異なります。日本は、単に自己満足のルッキズムです。患者さんが増えて、クリニックが増えて、われわれの業界としてはいいことではあるんですけど、無謀な手術が増えてきているし、医師の技量も追いつかないままどんどん開業してるっていう状況は、是正しなくてはいけません。若い医師が、簡単に開業できると思っているのも要注意です。

宮地　思ってるだけじゃなくて、実際に開業してますよね。

宮田　業者さんから聞いた話ですけど、20代か30代の若い医師が開業すると言い出して、大丈夫かなと思っていたけど、すぐに美容外科クリニックを開業したんですって。その医師を業者さんが訪ねると、既にタワーマンションに住んでいたそうです。おそらくどこかの企業が、開業資金その他を出してるんですね。

簡単に開業できるから、質の悪い医療が増えてきてるっていうのは事実です。簡単に開業できるところもトラブルの誘因だと言われています。経験の足りない医師が開業してしまって、医師の区別ができない患者さんが治療を受けてしまうっていう、悪い流れでしょうか。

宮地　良貨が悪貨を駆逐するには、どうしたらいいんでしょうか？

宮田　その答えが出ないので、われわれは悩んでいるというところじゃないでしょうか。答えが出れば、効果的な規制でもかけるんでしょうけれど。

宮地　一つは、さっき言ったＪＳＡＰＳとＪＳＡＳという二つの学会が統合して、本当の専門医制度をつくって、トレーニングを受けた人がやると。そうするとだいぶ違うんじゃないかと思いますね。

宮田　そう思います。ただ専門医制度に関して言い出すと、内科専門医じゃない外科医が、内科クリニックを開業してるのと一緒で、実行に移すのは難しいんじゃないですかね。

宮地　確かに。**何科を標榜するかは自由**ですからね。でもこのまま何の対策もしないで進んでいくと、ますますリスキーですよね。パッと開業する若い人は、トレーニングを受けようと思わないでしょ。トレーニングしなくたってお金を稼げる

何科を標榜するかは自由　現在、医師免許を持っていれば「麻酔科」と「歯科」以外は診療科を自由に標榜できる。宮田先生が言っているように、昨日まで大学病院の外科で勤務していた医師が、今日から内科クリニックを開業することも可能。診療科の標榜は複数の組み合わせなども可能で、自由度は高いが、法令に根拠がない科（女性科、老年科）や不合理な組み合わせになる科（整形内科、呼吸器皮膚科など）は標榜できない。

から。それは昔からそうだったんですか？

宮田　そうですね。すぐ稼げるという考えが若い人に下りてきて、美容ブームに乗っかって、ぶわーっと広がってきたというのが、最近の美容医療事情だと言えます。

宮地　他科から参入した人もいるだろうし、美容の医師は増えてるんでしょう？

宮田　医師の数はすごく増えました。ぼくが外食していると、「あの、宮田先生でしょうか」って、声を掛けられることも多くなりました。昨晩もそうだったんですけど、話し掛けてきた人は若ーい女性なんですよ。

「私、皮膚科医で○年目です。先生の本いっぱい持ってます。もうすぐ美容クリニックを開業するんです」

って言われて、

「えーっ⁉　こんなに若いのに！」

って思いました。

宮地　美容医って、女医さんが多いと思うんです。素敵な女医さんも、たくさんいらっしゃるように感じるんですけど、どうですか？

宮田　ワークバランスを大事にして働けるからというのが、女医さんの多い理由の一つだと思います。わりと時間に融通を利かせられますから。週休3日でも4日でも働けますし。子どもが小さいときには、保育所に預けていられる間だけ働くということもできます。だから時間がなくて研修には参加できないけれど、代わりに書籍や論文を読んでいる、勉強熱心な女医さんもたくさんいらっしゃいます。

美容の女医さんには、素敵な人、華やかな人が多いんですが、これには女性美容医師固有の問題があります。その女医さんのようになりたくて受診する女性患者さんが多いんです。

女医さんは、患者さんが憧れる対象でもあるんです。「〇歳なのにこんなに素敵！」と思われる。それも患者さんの受診理由の一つであって、ぼくら男性と全く違います。

宮地　そういうハンデがおありなのに、宮田先生のクリニックは患者さんがいっぱい。

宮田　それもハンデじゃないんですよ。男性は腕で見てくれるので。患者さんがぼくのクリニックに来たときに、別にぼくを見て「先生のようになりたい」ってのは一切ないから、気が楽なんです。だけど「この先生、腕がいいんだろうか？」と探られるので、男性医師に対するほうが、患者さんはシビアかもしれませんね。

女医さんって、皆さんほんとに素敵で、ぼくなんかちやほやされると、すぐホイホイとあれこれ教えちゃうんです。そして妻にいっつも怒られてます。

「鼻の下のばして、コツとか大事な話、教えちゃってるんでしょ」

と言われて、

「そうなんだよなあ」

とか思いながらも、また次の日にはホイホイ教えてます。

宮地　同業者を育てるという視点で宮田先生はなさってますから、下心があるわけではないんでしょうけど。えっ？　もしかして下心あるんですか？　そういえば宮田先生のSNSは、女医さんに囲まれた写真がずいぶん多いような（笑）。

宮田　それも妻に言われます。

「あなたね、モテるって勘違いしちゃいけないわよ。あなたのバックボーンにみんな来てくれているんだからね。鼻の下を伸ばして一緒に写真を撮ってもらったところで、何もしてくれないわよ」

って。その通りだと思います。わかってるんですけどね。男の悲しいサガですよねえ。

宮地　ところで宮田先生のお嬢さんは皮膚科でしたよね。論文も出しているんですよね。

宮田　はい。昨年は**日本美容皮膚科学会**で出しました。

宮地　そうそう、見ました、見ました。皮膚科専門医は取るんですか？

宮田　皮膚科の専門医は取るって言ってます。美容はやらないそうです。せっかく下地があるのにって言ってるんですけど、美容は嫌いなんですって。本人は化粧もしないんで。

宮地　そうなんですか？　宮田家の突然変異？

宮田　突然変異なのか、それがうちの本来なのか、わかりませんけど。

宮地　娘さんにメロメロみたいですね。聞いてますよ（笑）。

日本美容皮膚科学会　一般社団法人日本美容皮膚科学会（Japanese Society of Aesthetic Dermatology）。１９８７年設立の日本美容皮膚科研究会を前身として、１９９４年に発足。会員数は２８１１名。

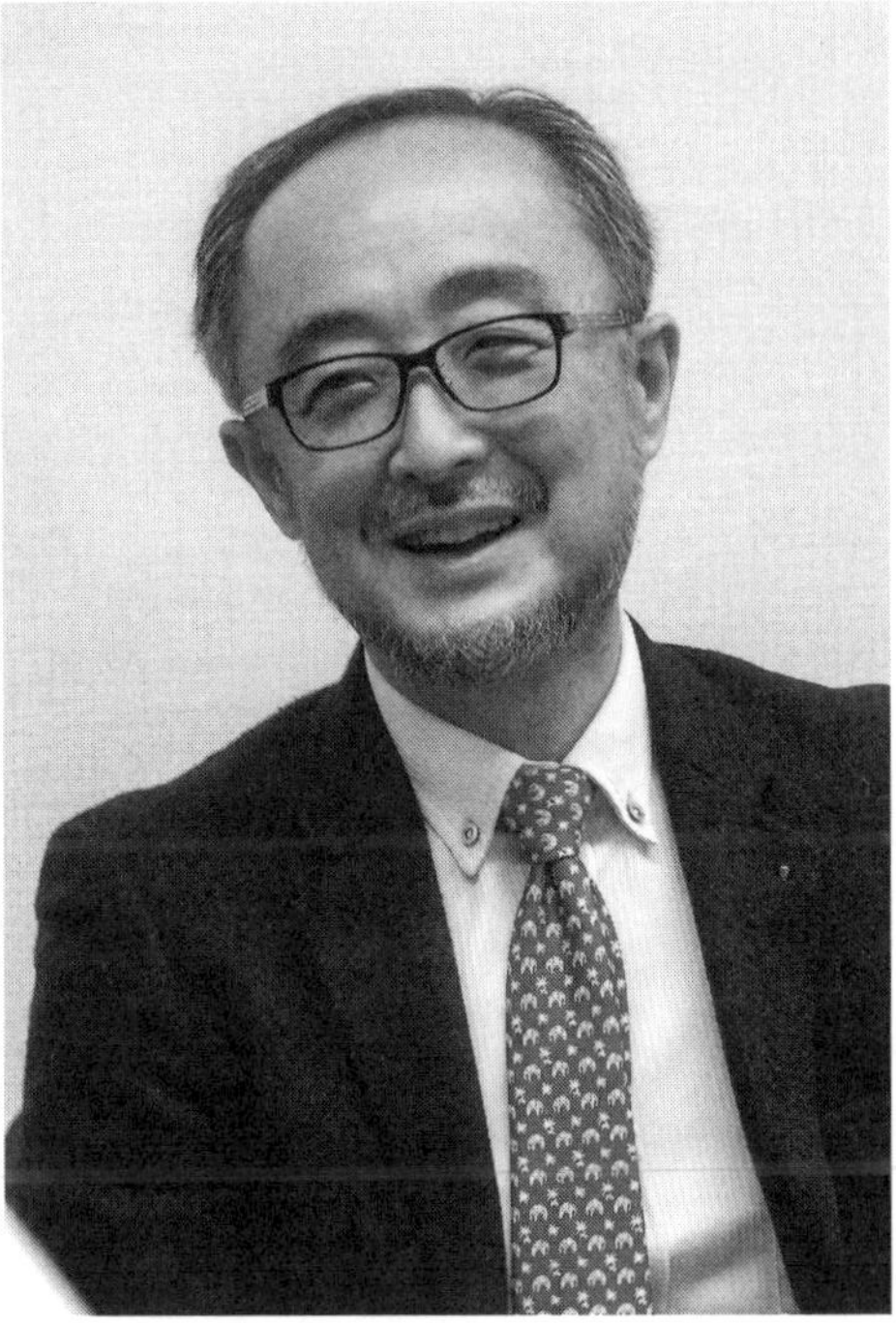

「わかってるんですけどね。男の悲しいサガですよねえ」

あとがき

今回の対談では宮地良樹先生の進行が素晴らしすぎて、時間の過ぎるのを忘れて美容医療のすべてについて大いに語り合えたという気がしています。皮膚科と形成外科という異なる出自の医師二人が対談することによって、従来にはない内容を深掘りした書籍が出来上がりました。医師向け成書とは異なり、一般の方が読者となるので、今まで知り得なかったであろうディープな内容を平易に解説して、医師選び、クリニック選びの目安となるように仕上がったのではないかと思います。

具体的な内容としては、皆さんが最も興味も持っていると思われる「しみ」から「しわ」「たるみ」、そして「脱毛」「痩身」「女性のデリケートゾーン」に至るまでを幅広く網羅しました。治療の詳細に言及したのみでなく、一般の方にとっては情報が得られにくいであろう「治療にまつわるトラブル」についてもかなり踏み込んだ話ができました。

さらには、医学書でもあまり語られることのない美容医療の歴史や変遷についても、話をしました。個人的な知見の範囲を超えることはできませんが、上手くまとまっていますので、興味を持っていただけるのではないかと思います。今の美容医療の問題点も洗い出されているのではないでしょうか。

今世紀に入ってから美容医療は、外科的な治療から非外科的な治療、皮膚科的な治療へとその主流が移行してきました。私自身は形成外科医です。この美容医療という世界に入ったときの治療法は、形成外科的な手術がほとんどを占めていました。しかしその後の様々な機器や製剤の開発とともに、プチ整形ブームの到来、レーザー脱毛の普及などがあり、美容医療を取り巻く環境は大きく変わりました。限られたマイスターだけが診療に従事する時代は終わったのです。若い医師が希望を持ってこの分野に参入し、切磋琢磨するようになりました。しかしながら医師の技量という点では、残念ながら質が担保できていないという部分もあります。

この数年は患者さんの意識の変化が顕著で、美容皮膚科・美容外科は、広く一般に認知されるようになり、もはや受診することは内緒にすることでも恥じることでもなくなりました。しかしそれと同時に、ＳＮＳ等によって美容医療が魔法のように語られてもいます。

今、美容医療という分野では「医師の質」と「患者さんの持つ情報」がともに混沌としている時代を迎えています。そんな中で、本書が皆さんにとって、正しい美容医療を知る一つのきっかけとなることを願っています。

みやた形成外科・皮ふクリニック院長
宮田　成章

中山書店の出版物に関する情報は，小社サポートページを御覧ください．
https://www.nakayamashoten.jp/support.html

受診前《じゅしんまえ》に読《よ》みたい
美《び》容《よう》医《い》療《りょう》ほんとのホント
——専《せん》門《もん》医《い》のありていトーク

2023年 6 月 14 日　初版第 1 刷発行

著　者……………………宮《みや》地《ち》良《よし》樹《き》
宮《みや》田《た》成《なり》章《あき》

発行者……………………平田　直

発行所……………………株式会社 中山書店
〒112-0006 東京都文京区小日向 4-2-6
TEL 03-3813-1100(代表)
https://www.nakayamashoten.jp/

印刷・製本 ………………株式会社 真興社

ISBN978-4-521-75031-6
Published by Nakayama Shoten Co.,Ltd.　　Printed in Japan
落丁・乱丁の場合はお取り替え致します．